神奇的中草药

人名里的中草药

周志平
– 著 –

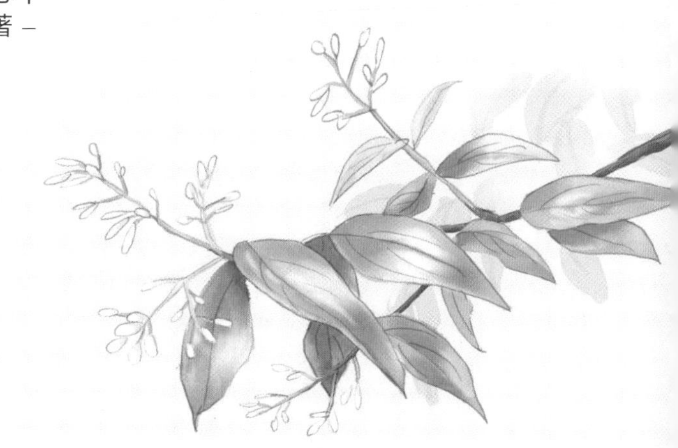

中国妇女出版社

图书在版编目（CIP）数据

人名里的中草药 / 周志平著. -- 北京 ：中国妇女出版社，2022.8（2023.8 重印）
（神奇的中草药）
ISBN 978-7-5127-1784-8

Ⅰ.①人… Ⅱ.①周… Ⅲ.①中草药－青少年读物 Ⅳ.①R28-49

中国版本图书馆CIP数据核字（2022）第121012号

特约策划：华文未来
选题策划：朱丽丽
责任编辑：朱丽丽
封面设计：静 颐
插图绘制：明天教室-李虹 乔清
责任印制：李志国

出版发行：中国妇女出版社
地 址：北京市东城区史家胡同甲24号 邮政编码：100010
电 话：（010）65133160（发行部） 65133161（邮购）
邮 箱：zgfncbs@womenbooks.cn
法律顾问：北京市道可特律师事务所
经 销：各地新华书店
印 刷：北京中科印刷有限公司

开 本：185mm × 235mm 1/12
印 张：11
字 数：80千字
版 次：2022年8月第1版 2023年8月第2次印刷
定 价：39.80元

如有印装错误，请与发行部联系

推荐序

中医药是我国传统文化中极具生命力的宝藏，其哲学体系、思维模式、价值观念与中华优秀传统文化一脉相承，但其理论古朴深奥，文字记载晦涩难懂，对于没有接受过系统学习的少年儿童来说，往往觉得神秘。

在中医药传承与创新与国家发展同频共振的背景下，提高少年儿童对于中医药的认知度，是中医药事业发展的当务之急和长远之计。如何让少年儿童轻松地了解中医药，激发喜爱中医药的热情，在他们心中播下中医药文化的种子，让未来有更多的“屠呦呦”涌现，是我作为医药科研工作者，在参与科普工作中一直探索的方向。

有了解才可能产生兴趣，有了兴趣才可能促进更好的认知。

周志平先生在这套“神奇的中草药”系列丛书中，无疑是给出了很好的案例。神奇的中医药，并不神秘，治病救人的原料就在厨房里，在家门外，在身边的花草瓜果中，在传奇的故事中。这样的整合，拉近了中医药与人们的距离，原来天然的中草药就在我们的身边！还有哪些植物也是中药？有没有还未被人类发现可以入药的植物？……等待孩子们继续去思考和发现。

书中每一味中药都有一个生动的故事，再由故事链接出经典的中医药基础知识。读者在轻松地读完一个故事后能就了解一味中药，这比枯燥的讲授知识显然更有效。本系列书不仅适合少年儿童独立阅读，也适合家人陪伴阅读，故乐为之序。

中国医学科学院药用植物研究所副研究员

王秋玲

中医药文化是中华民族几千年的探索经验总结，是中国传统文化的重要组成部分。习近平总书记指出："中医药学是中国古代科学的瑰宝，也是打开中华文明宝库的钥匙。当前，中医药振兴发展迎来天时、地利、人和的大好时机，希望广大中医药工作者增强民族自信，勇攀医学高峰，深入发掘中医药宝库中的精华，充分发挥中医药的独特优势，推进中医药现代化，推动中医药走向世界，切实把中医药这一祖先留给我们的宝贵财富继承好、发展好、利用好，在建设健康中国、实现中国梦的伟大征程中谱写新的篇章。"

这套“神奇的中草药”系列，以一个个中草药故事为主体，在保证专业性和准确性的前提下，将中草药的特征、药理药效，以及用药禁忌融入故事中，为青少年读者揭开中医药的神秘面纱。有的故事中还设置了“知识小链接”，可以让青少年读者在阅读中了解历代中医典籍及中医药最基础的知识，欣赏名医风采，帮助青少年读者更多、更快地了解祖国医学及相关知识。

用中医药文化浸润青少年的心灵，中医药的传承才会有鲜活的生命力，才会让古老的中华文化瑰宝得以传承和发展。希望这套书能增进青少年对中医药文化的认同和了解，增强民族自信心和自豪感，帮助青少年读者养成健康的生活理念和生活方式，做一个中医药文化的小小传承人。

（特别提示：本书不是中医药的用药指导书，具体用药请结合临床，以医生面诊指导为准。）

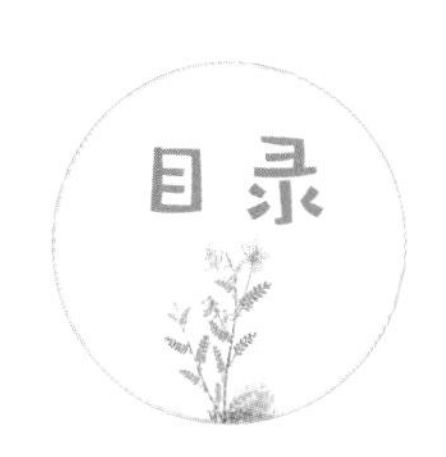

目录

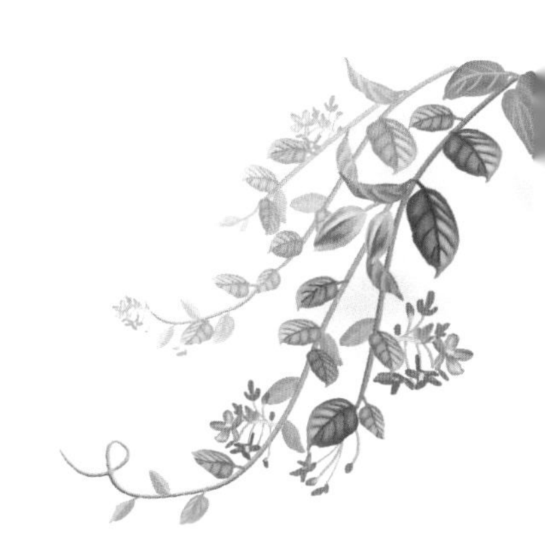

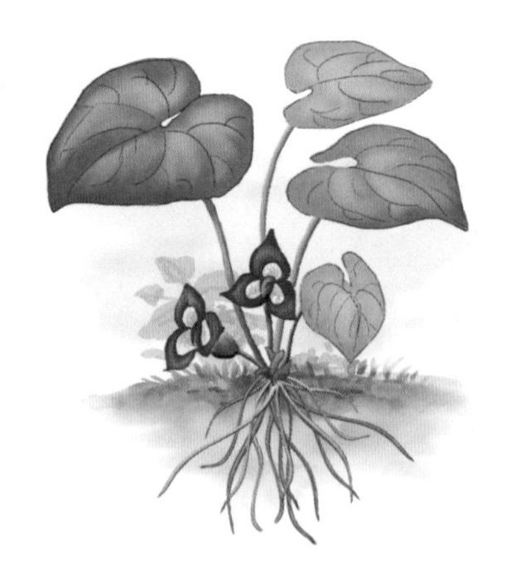

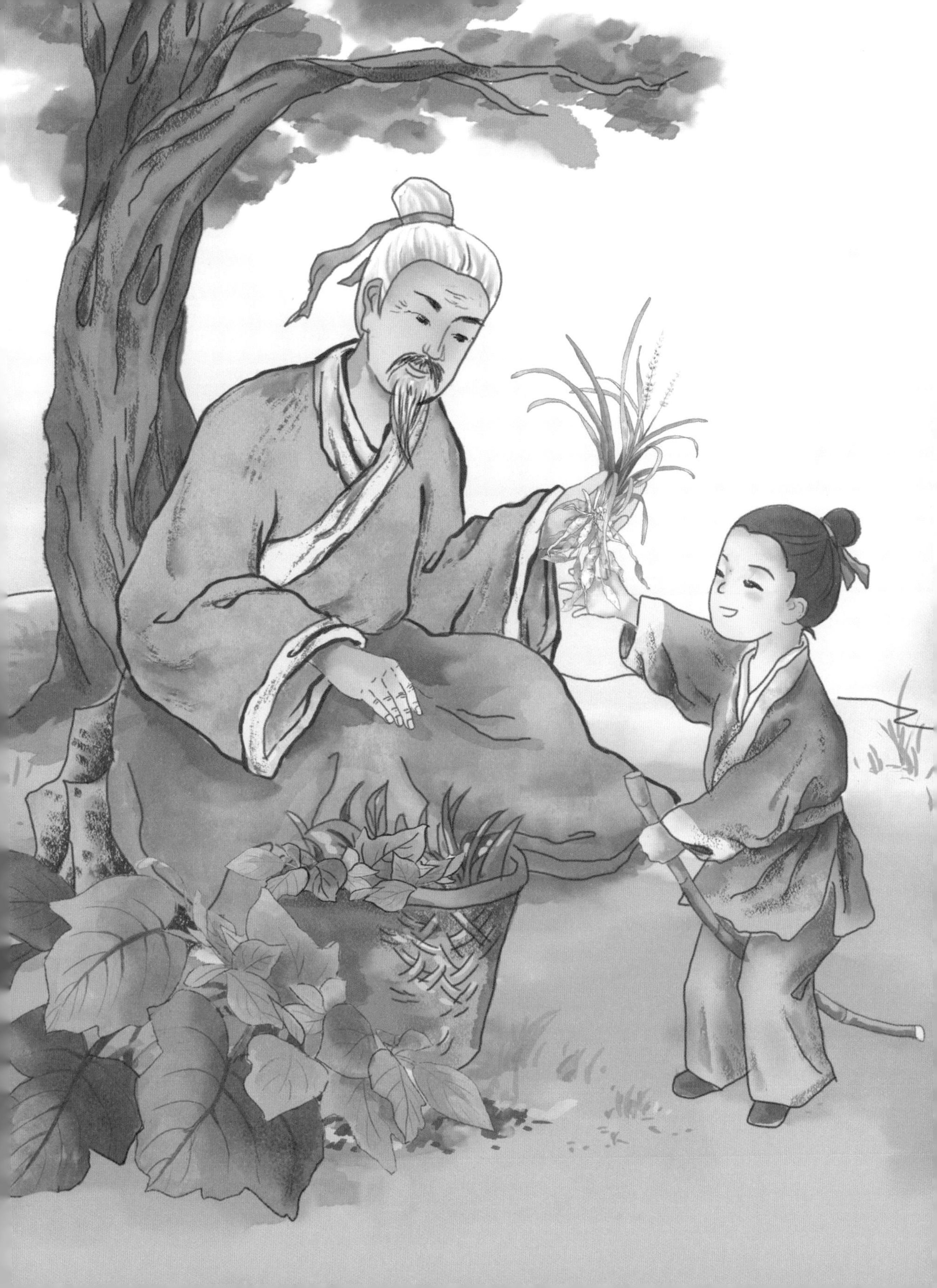

刘寄奴[①]：以皇帝小名命名的中草药

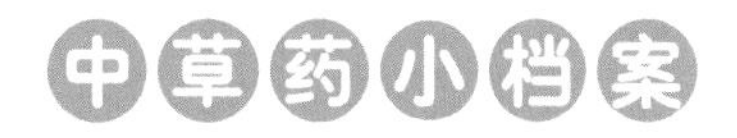

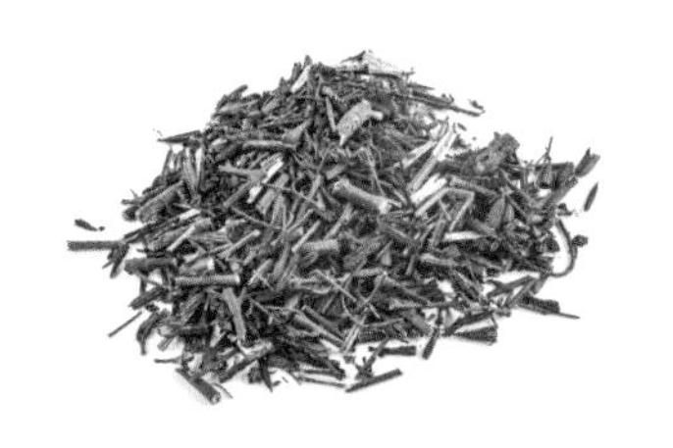

刘寄奴的入药部位为玄参科植物阴行草与菊科植物奇蒿的干燥全草，有活血祛瘀、凉血、止血、清热利湿的功效。现代药理研究认为，刘寄奴有保肝利胆、降低血清胆固醇、抗菌等作用。

很多人看到“刘寄奴”这个名字，觉得不像中药名。的确，刘寄奴是唯一用皇帝小名命名的中草药，而这位皇帝就是被称为南朝第一帝的刘裕。

刘裕出身寒微，他刚出生，母亲就撒手人寰，是姨母将他养

① 刘寄奴有北刘寄奴和南刘寄奴之分，本篇所指为北刘寄奴。

大。长大后的刘裕，习武强身，早早立下了鸿鹄之志。当时正处乱世，于是他离家从军。由于作战勇敢，精通谋略，刘裕成了一名将军。他屡战屡胜，经常以少胜多。他的功绩不仅得到了朝廷的认可，也深得将士们的爱戴。

打仗难免被刀箭所伤，军中缺医少药，受伤的将士痛苦不堪。刘裕跑到山中采摘药材，捣碎后敷在受伤将士的伤口上。不出几日，伤口愈合，甚是有效。将士们很奇怪，将军怎么还懂得医术？

有人这样解释说，刘裕曾在山中打猎，忽见一条全身青色的巨蛇，刘裕急忙张弓搭箭，一箭射中了蛇首，那大蛇负痛逃窜而去。

第二天，他又上山，在寻找猎物时，碰见几个青衣童子在捣药。出于好奇，他就上前问道："你们这是为谁捣药？得了什么病？"

其中一个童子说："我们大王被寄奴射伤，故遣我们来采药。"刘裕十分惊奇，忙说道："我的小名便是寄奴，不知你们大王是何人？"

童子一听，不敢回复，吓得弃药就跑。刘裕看着童子们丢下的草药和药浆，决定一并带回，说不定以后用得着。

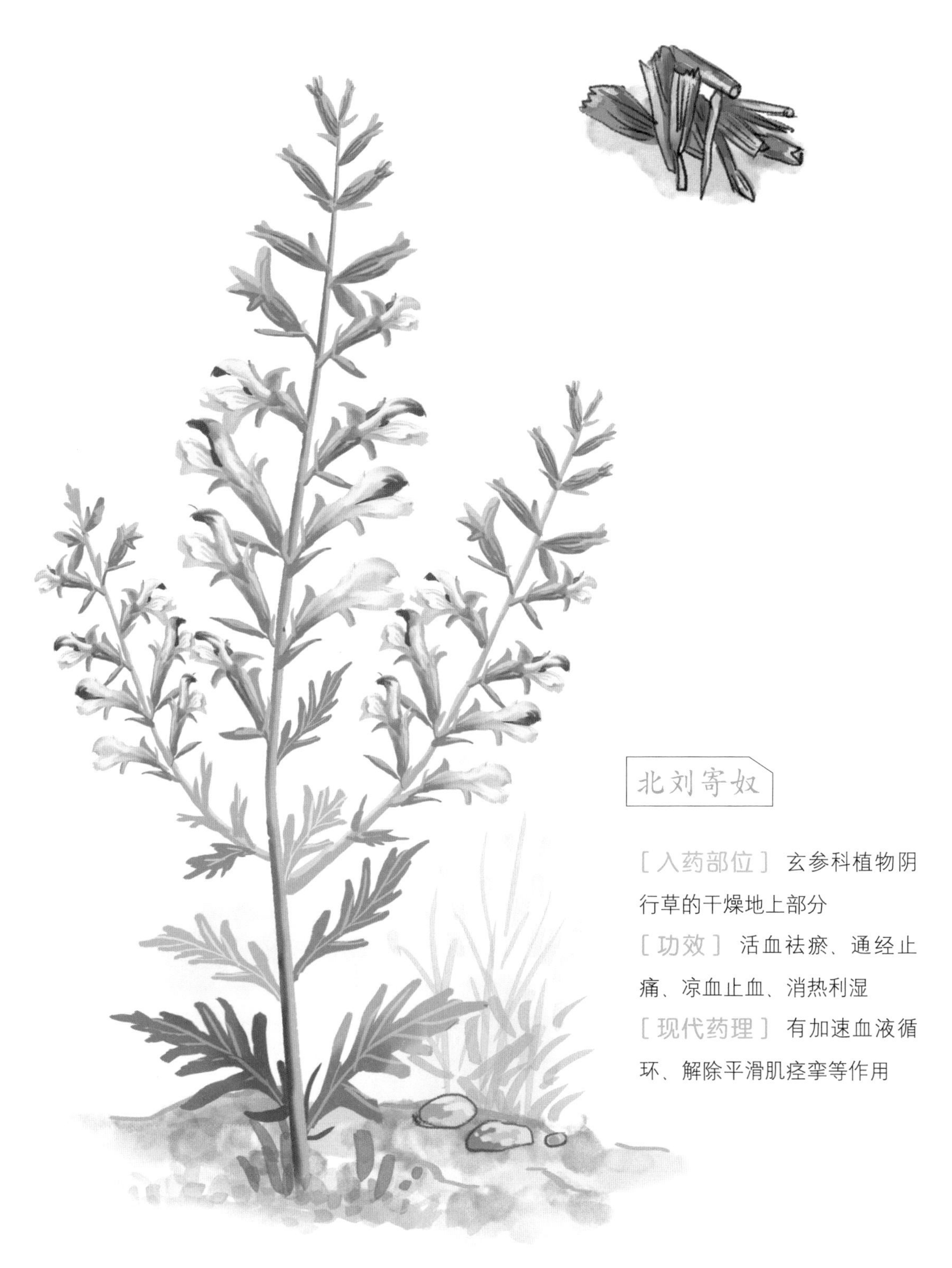

北刘寄奴

[入药部位] 玄参科植物阴行草的干燥地上部分

[功效] 活血祛瘀、通经止痛、凉血止血、消热利湿

[现代药理] 有加速血液循环、解除平滑肌痉挛等作用

果不其然，以后刘裕常年领兵打仗，凡遇到刀箭所伤之处，就用此药，十分有效。只是，将士们都不知道这药叫什么名字。有将士说，这药来得颇为神奇，不如就把它叫作“刘寄奴”吧。

虽然当时也有人怀疑这个故事的真实性，但因为这味药效果显著，用的人越来越多，也就很少有人纠结它的来历。

后来，刘裕当上皇帝，统一了大半个中国。他的英雄事迹被后人铭记，而刘寄奴这味药也随着他的名字流传下来。

知识小链接

刘寄奴其实是多种植物的别称，如阴行草、奇蒿都叫刘寄奴。它们虽然以“刘寄奴”命名，但科属不同，功效也有所区别。奇蒿又叫南刘寄奴，主要用来治疗外伤出血、跌打损伤等；而阴行草又叫北刘寄奴，主要作用为清热利湿、活血化瘀。列入《中国药典》的是北刘寄奴。

徐长卿：

以臣子名命名的治蛇毒草药

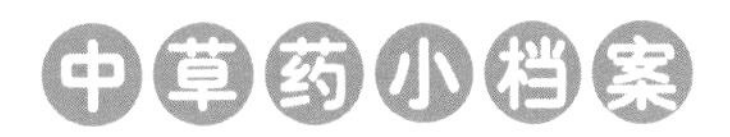

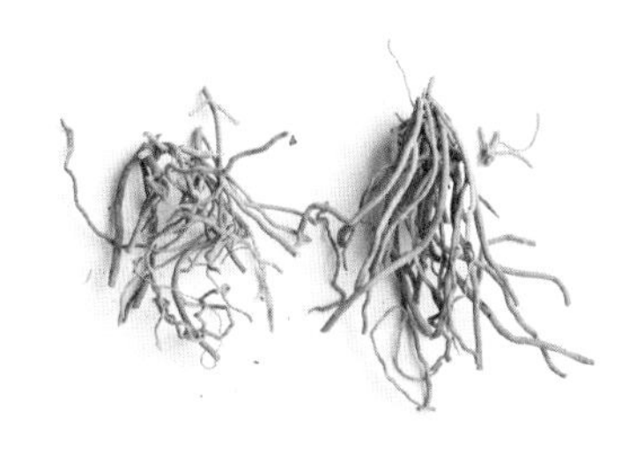

徐长卿的入药部位为萝藦科植物徐长卿的干燥根或根茎，气香，味微辛凉，多为生用[①]。它有祛风、化湿、止痛、止痒、解蛇毒的功效。现代药理研究认为，徐长卿有镇静、镇痛、抗菌、抗炎、改善心脏功能、降血压、降血脂、解痉等作用。

徐长卿是一位历史人物的名字。而中药里的徐长卿是一种黄白色的根或根茎，可用来止痛，也可以用来治疗风疹、湿疹。

生活中，有人喜欢用徐长卿跟其他食材一起做成汤膳，用于

① 中药中的生用，一般是指把药材洗净晾干，然后直接入药。

缓解风湿疼痛、腰膝酸软等症。有的人喜欢用它跟其他食材做成茶饮，或用于健胃止痛，或用于治疗肩周炎。

徐长卿可以研末内服，或入丸剂或浸酒，也可以外用。只是这味药入汤剂不宜久煎，孕妇和体弱者要慎服。

中草药徐长卿的原名叫鬼督邮，古人认为这味草药能杀百虫，可以治疗悲伤、恍惚等病症。由于它的名字听起来比较恐怖，百姓们叫不出口，郎中用得也很少。这味中草药后来为什么变成了常用药呢？这就要从李世民说起。

李世民是一位很有才华的君主，不仅擅长打仗，也擅长打猎。徐长卿是他的臣子，聪慧过人，精通医术。

一天，李世民外出打猎，林子里突然窜出来一条毒蛇，李世民惊魂未定，躲闪不及，被毒蛇咬伤。毒蛇的毒性非常大，李世民的伤口很快出现了肿痛。眼看毒液要扩散，如果不及时治疗，就会危及性命。

当时医学不发达，解蛇毒止痛的药物不多，御医们想尽办法，用了许多贵重的药材，均不见好转。大臣们急得团团转，但又无可奈何。

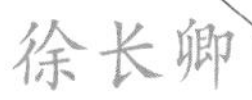

徐长卿

［入药部位］ 萝藦科植物徐长卿的干燥根或根茎

［功效］ 祛风止痛、活血通络、止痒、解蛇毒

［现代药理］ 有镇静、镇痛、抗菌、抗炎、降血压、降血脂、解痉等作用

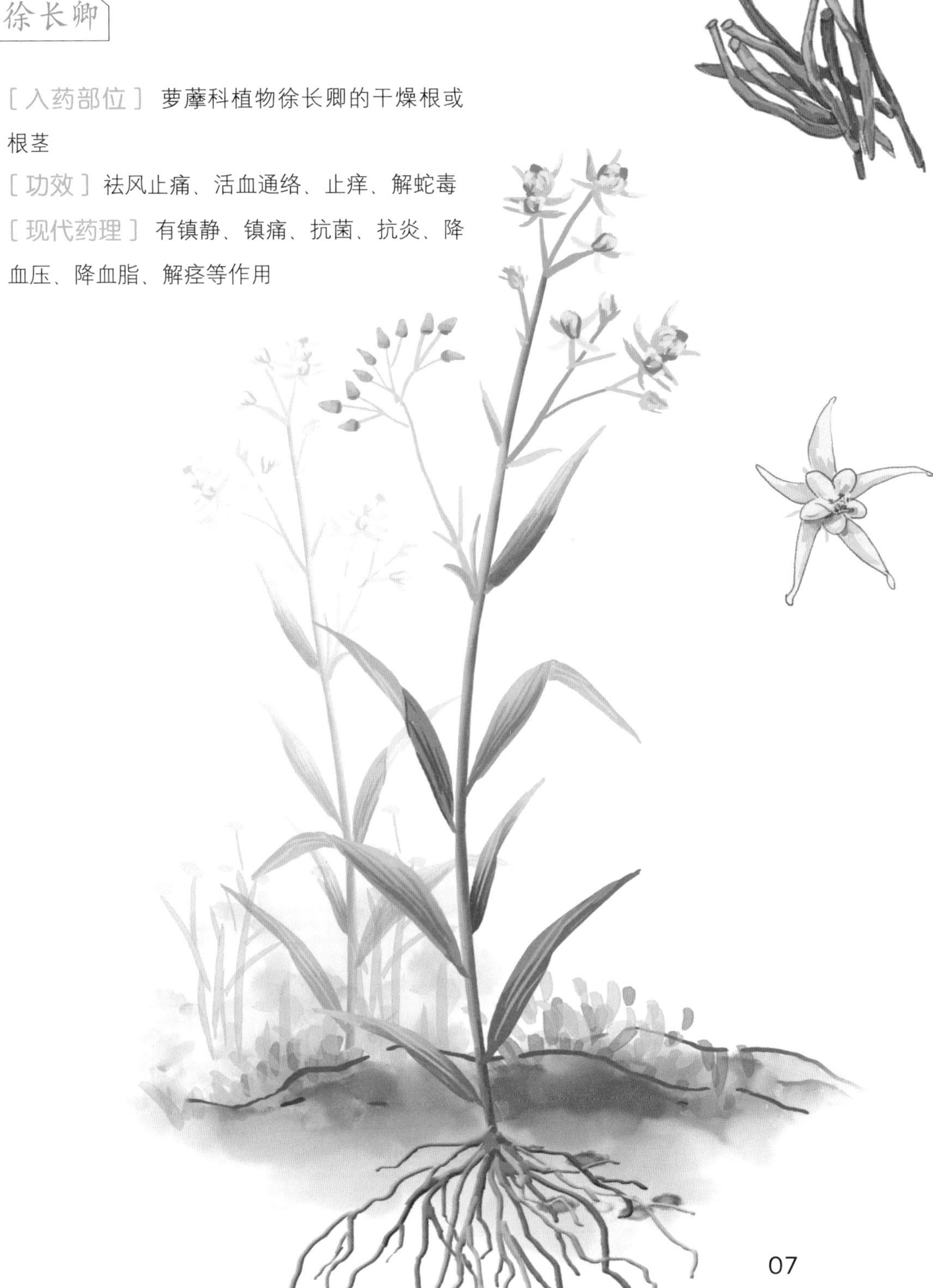

遭蛇毒侵蚀后，李世民疼得死去活来。他甚至开始抽搐，神志也模糊不清，总觉得眼前恍恍惚惚。

正在危急关头，徐长卿自告奋勇地说想试一试。众人都知道徐长卿精通医术，或许他有办法医治李世民。

徐长卿从山中采来一种草药，只见这种草药根表面为淡黄色，根茎呈不规则柱状。御医们都没用过这种草药，心中难免有所怀疑，于是大家纷纷向徐长卿投去不解的目光。

徐长卿并不慌乱，胸有成竹地说："大家放心，不会有问题。"他把这种草药煎好以后，一半的药液给李世民服用，一半用来外洗。两三个时辰过去，李世民的肿痛缓解了。第二天清晨，疼痛的症状逐渐消失，大家连声称奇。

几天过后，李世民的伤好了。他把徐长卿叫到身边，一边夸赞他医术精湛，药到病除，一边问他用的是什么药。

徐长卿想了一下，回答道："皇上，这种药我也不知道叫什么名字。"

一些人感到好奇，这么好的药，居然叫不出名字。有位御医仔细一看所用的草药，不就是鬼督邮吗？

原来，李世民在恍惚中喊鬼，提醒了徐长卿，有一味叫鬼督邮的中草药能治邪病、解百毒，不是正好能用上吗？只是这草药的名字难以启齿，所以徐长卿干脆说不知道。

李世民一听，想了想说：“既然它没有名字，这草药就以先生的名字命名吧！”

当时，李世民已经贵为天子，既然他金口一开，医官们就这样记载了。

鬼督邮改名徐长卿后，百姓们再也不觉得恐怖，而且这味药将皇帝的病都治好了，那肯定是一种良药。从此以后，徐长卿变成了热门药，沿用至今。

知识小链接

祛风 中医术语。祛有祛除的含义，风指风邪。中医认为，风为百病之长，风为百病之始。风邪致病可出现鼻塞、咽痒、全身瘙痒、四肢关节疼痛等症状。祛风的意思是祛除患者身体存在的风邪。

半枝莲：

以韩信名字命名的清热解毒药

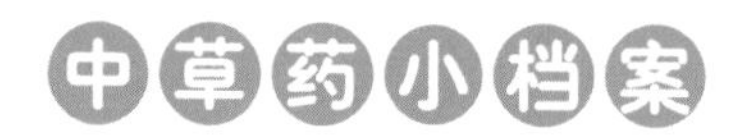

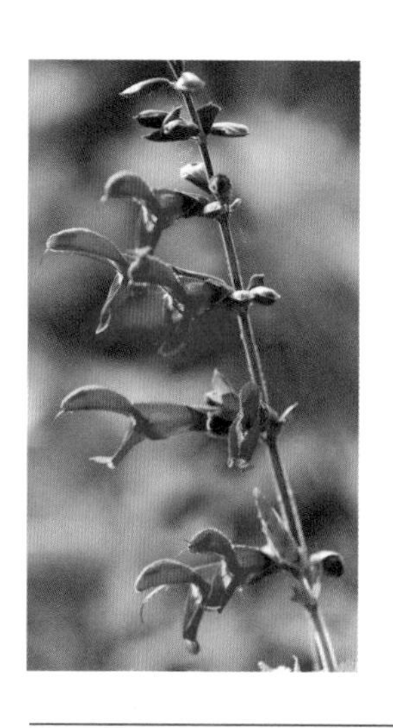

半枝莲的入药部位为唇形科植物半枝莲的干燥全草，色绿、味苦。它有清热解毒、化瘀利尿的功效。现代药理研究认为，半枝莲有抑菌、提高免疫力、利尿、兴奋呼吸中枢及解蛇毒等作用。

俗话说：家有半枝莲，可以伴蛇眠。意思是说，半枝莲有很好的解蛇毒作用，有了它就不用害怕被蛇咬伤。

古人很早就用半枝莲解蛇毒、治疗跌打伤痛。至今，很多人仍用它治病防病，并运用到各种食疗中。可以用它与墨鱼、猪肚

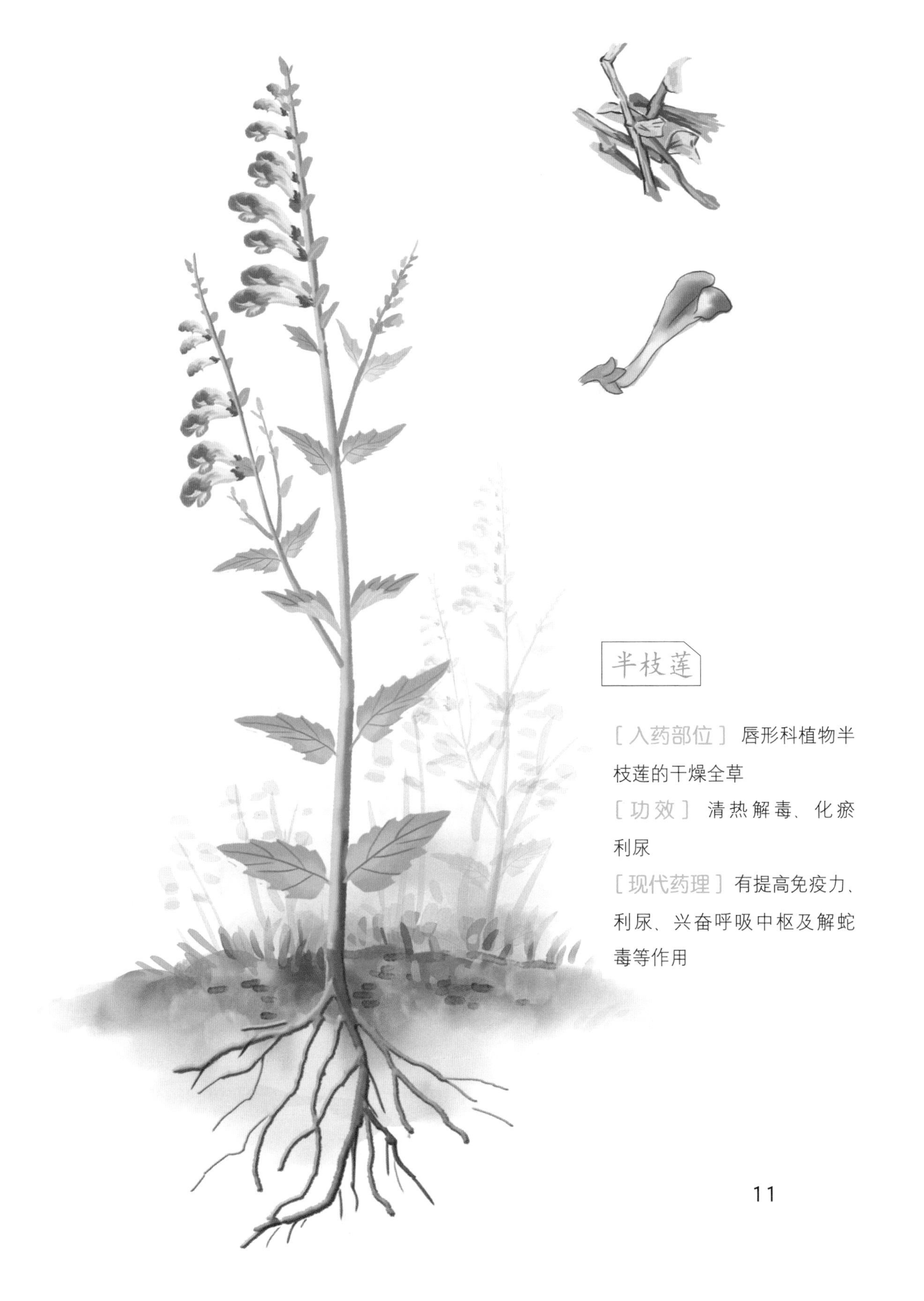

半枝莲

［入药部位］唇形科植物半枝莲的干燥全草

［功效］清热解毒、化瘀利尿

［现代药理］有提高免疫力、利尿、兴奋呼吸中枢及解蛇毒等作用

等炖汤喝，也可以做成茶饮，以及熬煮做成粥膳。

你可能不知道，半枝莲还有一个名字叫韩信草。至于为什么会有这个别名，是因为半枝莲跟汉朝的大将韩信有关。

韩信小时候家境贫寒，靠卖鱼为生。他在集市卖鱼时，经常会碰到几个地痞流氓来抢他的鱼。韩信气不过，就跟他们打了起来，结果被流氓打得卧床不起，身上青一块、紫一块，伤得十分严重。

邻居赵大妈知道后来看望他，她从田里采来一些草药，一部分给韩信外敷，一部分煎汤给韩信服用。没几天，韩信的伤就好了。此后，韩信便记住了这种草药。

韩信从军以后，由于才略过人，刘邦拜他为大将军。韩信熟谙兵法，爱兵如子，深得士兵们爱戴，大家都愿意跟随他去打仗。由于上下一条心，打起仗来往往会爆发出惊人的战斗力，因此，韩信创造了许多辉煌的战绩。

韩信看到身上伤痕累累的士兵，便要求军医尽最大努力救治。可是军医也很犯难，即便知道如何医治，也没有药呀。这时，韩信猛然想到了赵大妈给他用过的草药，对跌打损伤效果很好。

于是，韩信派人到田边、溪边和草地上采集这种草药。采回来以后，按照赵大妈的方法，一部分外敷，一部分煎汤给受伤的士兵服用。过了几天，受伤的士兵伤情明显缓解，不久便恢复了健康。

从此，这味药便成了热门中草药，在军中大量使用。军医问韩信这味药叫什么名字，这下可把韩信给问住了，因为赵大妈并没有告诉他药的名字，韩信只好摇头说不知道。

军医有些为难，不知道药名就没办法记录。士兵们说既然不知道药名，那就叫它“韩信草”吧。

就这样，“韩信草”这一名字广泛传开，并流传至今，成为人们熟知的中草药。

知识小链接

蛇毒是毒蛇从毒腺中分泌出来的一种液体，不同蛇毒的毒性、药理及毒理作用各具特点。中、西医解蛇毒各有优势，如今已形成中西医结合治疗毒蛇咬伤的完整体系。

甘草：

调和百药，药中“国老”

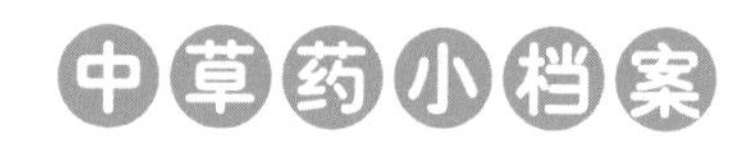

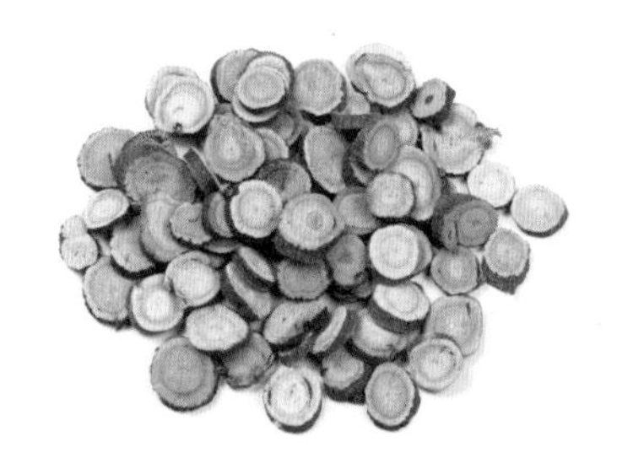

甘草的入药部位为豆科植物甘草、胀果甘草或光果甘草的干燥根和根茎。味甜，多生用或蜜炙用。甘草有补脾益气、祛痰止咳、调和诸药的功效。现代药理研究认为，甘草有抗心律失常、镇咳、祛痰、平喘、降血脂等作用。

大家对甘草应该不陌生，它的名气很大，既可以当食品，也可以做药品。甘草在药品中使用率非常高，能治疗多种疾病，被称为“众药之王”。不仅在中药配方中经常用到它，而且做菜也常常会用到它。

甘草又被称为“国老”，这是为什么呢？在古代，国老指帝师，是国家的重臣，承担着重要责任。但在很多时候，国老充当的是和事佬的角色。甘草有“药中国老”之称，不仅因为它是一味重要的药物，还因为它能调和百药，缓解药物的峻烈之性。

甘草之所以被称为“药中国老”，这得从古代医学家陶弘景说起。

南朝名医陶弘景早年为官，做出了很多政绩，皇帝非常信任他。可陶弘景36岁时，便辞官归隐，甘愿去山中采药，做一名为百姓治病的郎中。

皇帝见他去意已决，也不为难他，只是在遇到棘手的问题时，还会派人去向陶弘景请教。那时的陶弘景一边采药，一边为朝廷出谋划策。久而久之，老百姓笑称陶弘景为“山中宰相”。

陶弘景是治疗疾病的高手，名气很大，当时有很多人前来跟他学医。他们发现陶弘景开出的很多药方中都有甘草，于是众郎中就问，难道这甘草能医治百病吗？陶弘景的回答是，甘草不仅能补益身体，而且能调和众药，使其他药物发挥更好的药效。

众郎中听后，觉得陶弘景说得有道理。在以后的日子，他们

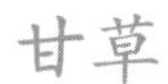

甘草

［入药部位］豆科植物甘草、胀果甘草或光果甘草的干燥根和根茎

［功效］补脾益气、祛痰止咳、调和诸药

［现代药理］有抗心律失常、镇咳、祛痰、平喘、降血脂等作用

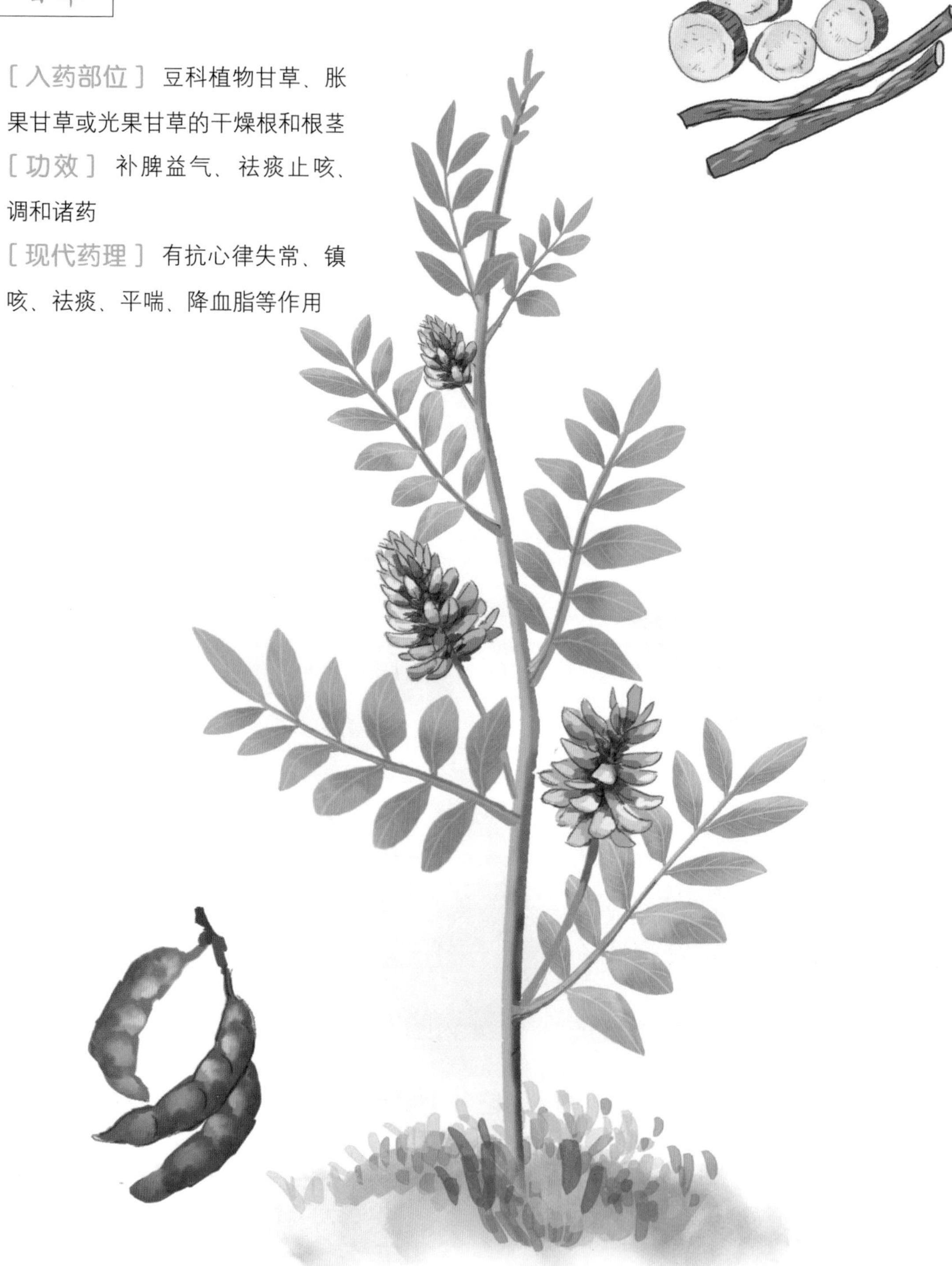

为患者治病时，也常常在药方中加入甘草。甘草的名气就这样越来越大，后被人尊称为“药中国老”。

大家可能会质疑，甘草难道真的包治百病吗？答案是否定的。之所以这么说，要从另一个故事说起。

有一位老中医，医术精湛，每天来找他看病的人络绎不绝。一次，这位老中医喝醉了，躺在床上睡着了。没多久，他的徒弟突然跑进来叫醒他，说有一对母女过来找他看病。

此时的老中医正处于醉酒状态，脑袋里浑沌一片，根本没法给患者看病。无奈，他只好用手指了指，意思是明天再来吧。徒弟没明白老中医的意思，而是顺着他所指的方向看过去，那里正好放着一包甘草，于是徒弟拿过甘草就递给了病人。

过了两天，母女俩病情好转，感冒发热、咳嗽痰多、咽喉肿痛等症状都已消失，于是她们特意过来给老中医送礼品表示感谢。

这时，又有一个胸腹胀满、患水肿的病人前来求药。徒弟跑进来问老中医这种病症应该用什么药。老中医自打上次醉酒后身体一直欠佳，加上年岁已大，身体出现了问题。此时的他有气无力地躺在床上，依然用手指了指，意思还是让病人下次再来，不料他那个笨笨的徒弟又误解了他的意思。

老中医手指的方向依然是甘草，于是徒弟又拿了一包甘草递给病人。

又过了两天，老中医的身体才彻底恢复过来，他第一件事就是询问徒弟这几天都发生了什么事情。徒弟如实回答，可正是因为这样才把老中医吓了一跳，他赶紧穿好衣服，背起药箱，快步跑到那位水肿病人的家里。只见病人躺在床上，肚子比以前肿得还要大。

老中医见状连连摇头，嘴里还喊着："错了，错了。"他从药箱里取出药给病人服下，又把剩下的药留给病人，叮嘱他服药的注意事项。几天后，水肿病人恢复健康，逢人就说老中医医术精湛，真可谓神医。

徒弟感到奇怪，为什么那对母女服用甘草病就好了，而水肿患者服用甘草后病情反而加重。难道这甘草不是包治百病吗？

老中医笑着告诉他，虽然甘草在药方中经常使用，但它也有禁忌，不是哪种病都可以用，要根据病人的病情来决定。

徒弟听了点点头，连向师父认错，从此再也不敢擅自做主。

后人对甘草做了很多研究后发现，虽然很多疾病都可以用甘草，但是甘草不宜多服、久服，胸腹胀满、呕吐及浮肿的患者忌服。

知识小链接

调和诸药 中医术语。调和有缓和、协调的含义。调和诸药是指缓和峻猛药物的药性，避免不良反应，确保发挥药物本身的治疗作用，以及中和寒热药物的药性，协调其配伍功用，确保发挥应有的药物作用。

大黄：

有“将军”之称的中草药

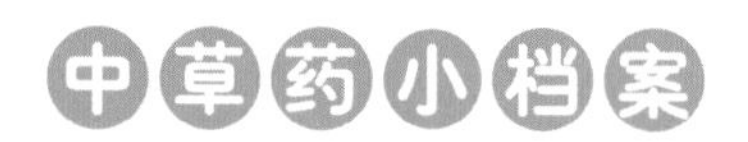

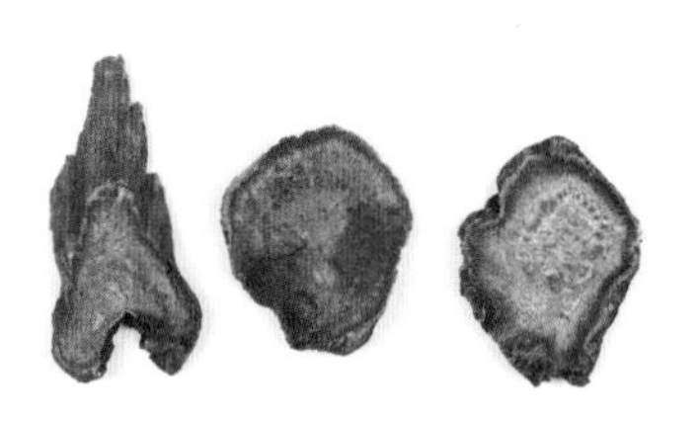

大黄的入药部位为蓼科植物掌叶大黄、唐古特大黄或药用大黄的干燥根和根茎。气清香，味苦而微涩，切面锦纹明显，多为生用。大黄有泻下攻积、清热泻火、凉血解毒、逐瘀通经、利湿退黄的功效。现代药理研究认为，大黄有泻下、利尿、抗菌、抗炎、抗病毒、解热、降血脂、调节免疫功能、止血等作用。

为何将大黄称为“将军”呢？

将军擅长打仗，在百姓眼里，他们脾气暴躁，在国家危难之际，就需要大将军出征作战，抵御外敌。大黄药性峻烈，碰到疑

大黄

［入药部位］蓼科植物掌叶大黄、唐古特大黄或药用大黄的干燥根和根茎

［功效］泻下攻积、清热泻火、凉血解毒、逐瘀通经、利湿退黄

［现代药理］有泻下、利尿、抗炎、解热、降血脂、调节免疫功能、改善肾功能等作用

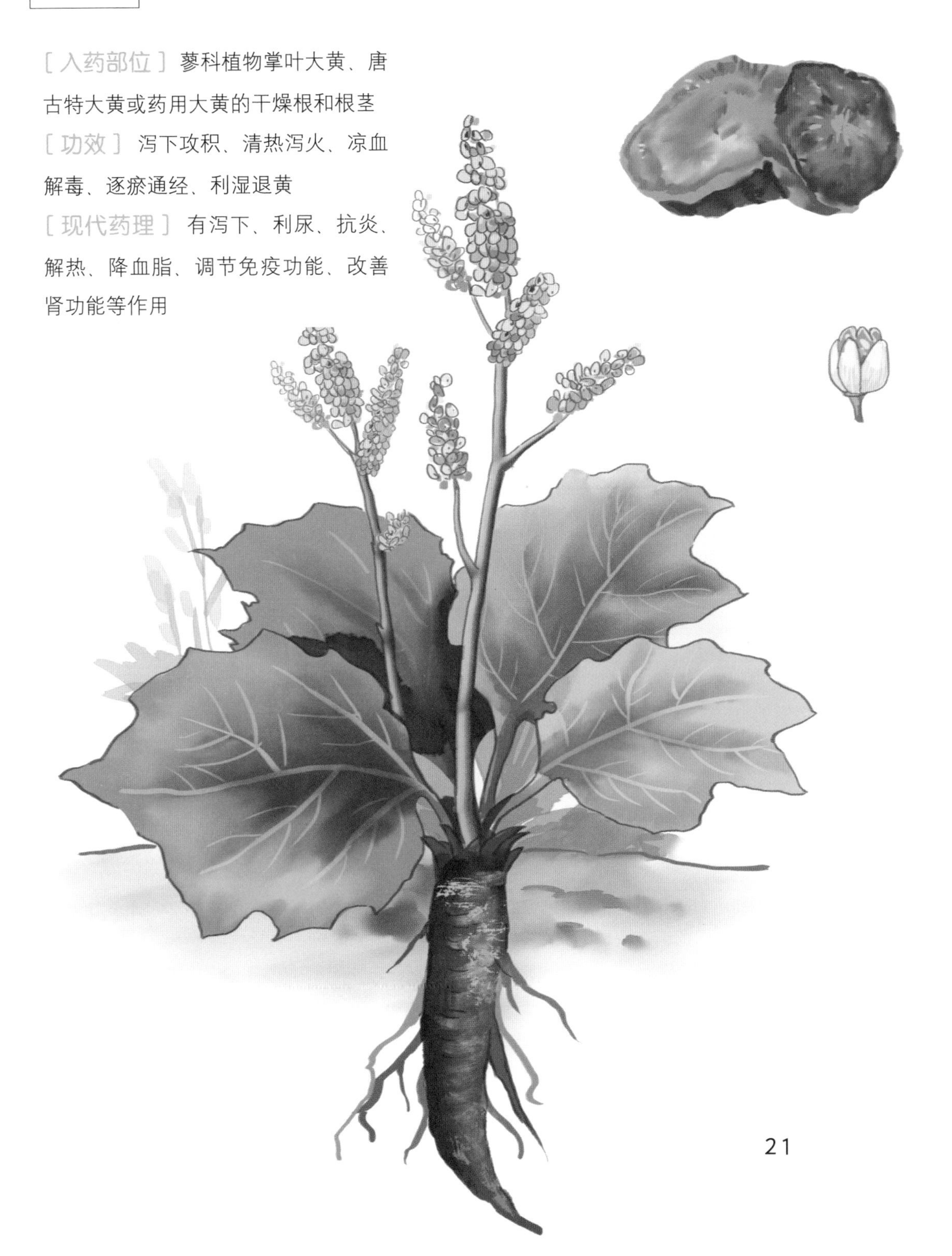

难杂症或大病、重病，就得把大黄请出来。它既能攻，又能守，用它可以洗涤肠胃，祛瘀生新。

虽然大黄是一种常用的中药材，但是需要注意，它不宜久煎，孕妇和哺乳的妇女慎用。

大黄颜色鲜黄，并带着锦纹图案，因此它最初叫“黄根”，可为什么后来改叫“大黄”了呢？这与一位被称为“五黄先生”的郎中有关。

相传古时候有一位姓黄的郎中，他家祖传采药绝技，擅长挖五种药：黄连、黄芪、黄芩、黄精和黄根。他常用这五种药为百姓治病，所以老百姓称他为“五黄先生”。

每到秋天，五黄先生必定上山采药。由于路远，他经常借宿在一个农户家里。这对农家夫妇为人热情大方，因此五黄先生与这户人家结下了深厚的友谊。

这一年，五黄先生去山上采药，准备到农户家借宿，可是当他来到农户家却发现房屋没了，到处都是断壁残垣。经过打听才知道，这里前不久下了一场大雨，突发泥石流，把农户家的房子冲毁了。

五黄先生心里很难过，沮丧地往回走时看见一群逃难的人。他走过去，发现农家夫妇也在人群中。夫妇俩衣衫褴褛，一脸憔悴，境况十分凄惨。

五黄先生问他们有何打算，农家夫妇一脸茫然地摇了摇头。五黄先生说不如跟他学习采药，这样也可以帮他的忙，给他打个下手。农家夫妇听了非常高兴，连忙点头答应。

此后，农家夫妇便随着五黄先生一起采药，加工药材。夫妇俩非常勤快，把五黄先生的医馆打理得井井有条。五黄先生对夫妇俩非常满意和放心，很多事都交给他们去做，但唯独开药方和抓药还是亲自动手。尽管五黄先生不让夫妇俩接触开药方和抓药，但久而久之，他们也瞧出来一些门道。

一天，五黄先生出门给人看病，恰巧一位孕妇因为便秘，来找五黄先生开药，可是左等右等都不见他回来。这对夫妇看到孕妇着急的样子，就说："五黄先生不在，请到别家去瞧病吧！"

可是这位孕妇说她一直用五黄先生开的药，已经习惯了。夫妇俩想，既然她习惯五黄先生开的药，那么我们俩何不学着五黄先生的样子给孕妇开药呢。

孕妇患的是便秘，因此夫妇俩在药方中用了黄根。孕妇当时也没有多想，拿着药就走了。结果大事不妙，孕妇吃了药以后，开始不断地拉肚子，没两天就见红了，肚子里的孩子也没能保住。

孕妇家属大怒，将五黄先生告到衙门。五黄先生和农家夫妇被官差带到衙门里审问，结果发现导致孕妇流产的药方不是五黄先生开的，当时他并不在医馆。

县令要对农家夫妇施以惩罚，他们哪见过这等场面，吓得差点哭了起来。五黄先生赶忙上前说道："他们是跟我学的医术，怪我没教好，所以罪魁祸首应该是我。"

县令想了想，主要责任还是在这对农家夫妇身上，但他们也是一片好心，谁知办了坏事。因此，县令判农家夫妇向孕妇家属赔偿，五黄先生负连带责任。

经过这次教训后，五黄先生便将"黄根"改名为"大黄"，大黄的意思是大泻之药，用来提醒后人，以免再犯类似的错误。

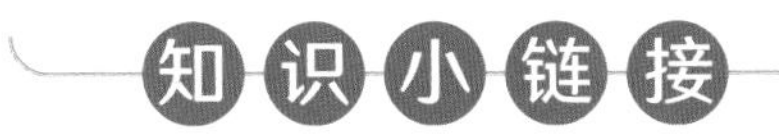

便秘 医学术语。指大便次数减少、排便困难、粪便干结。中医治疗便秘，以“通下”为主，但又不是单纯地给泻下药，要根据便秘的情况，综合分析考虑，针对不同的病因给予相应的治疗。

白头翁：

以白发老人命名的治痢药

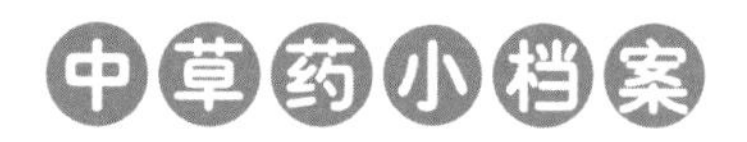

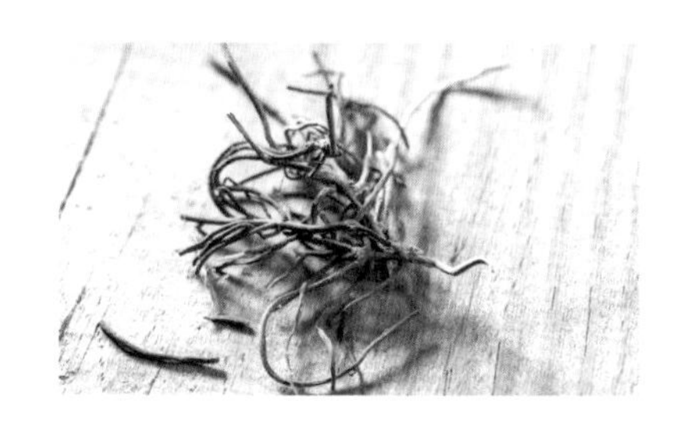

白头翁的入药部位为毛茛科植物白头翁的根，能清热解毒、凉血止痢。现代药理研究认为，白头翁具有抗菌、抗炎、抗病毒、促进免疫等作用。

不知道大家有没有留意过，在花坛、道路两旁、林间空地，有一种植物根处有白茸毛，花朵颜色鲜艳，外形十分别致。由于它长着白色绒毛，因此人们叫它“白头翁”。

白头翁很早就用于医药，既可内服，也可外用，是一种非常好的中草药。不仅如此，白头翁也用于养生的食疗中，它可与其

白头翁

[入药部位] 毛茛科植物白头翁的根

[功效] 清热解毒、凉血止痢

[现代药理] 有抗菌、抗炎、抗病毒、促进免疫等作用

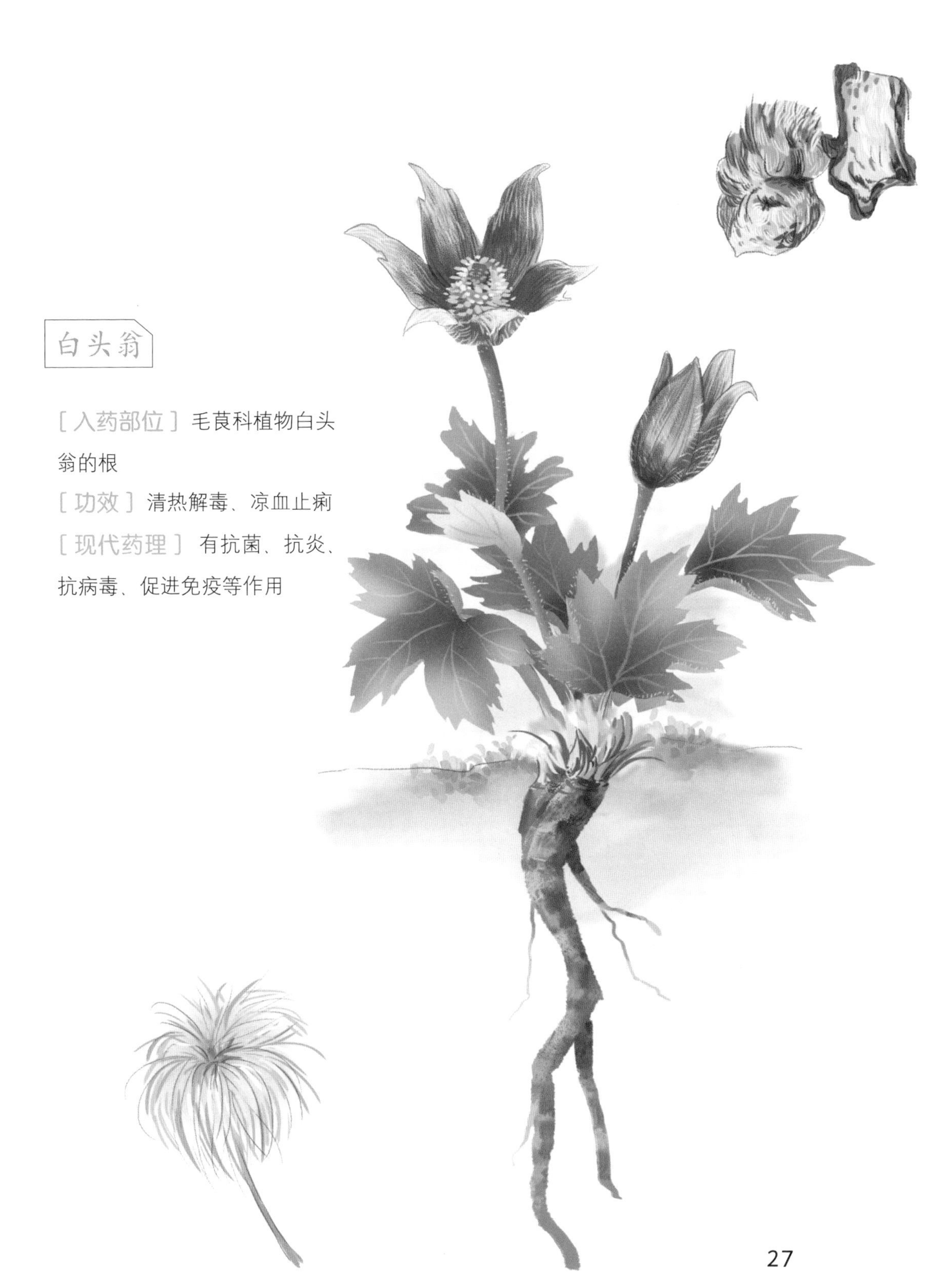

他食材熬汤、配酒、熬粥等，达到治病、防病的目的。

白头翁是对白头老翁的称呼。这味草药之所以叫白头翁，要从明朝开国皇帝朱元璋说起。

朱元璋小时候家里很穷，他的母亲及几个兄妹都因饥饿而离开人世。朱元璋无依无靠，做过放牛娃，当过乞丐，还出家当过和尚，后来他投军成了一名士兵。太多的坎坷经历，养成了他胆大心细的性格。

由于作战英勇，朱元璋被提拔为将军。在一次战斗中，他遇到了对手陈友谅。陈友谅不仅人多势众，而且非常狡猾凶狠，把朱元璋和他的军队赶到了江南一带。

江南天气闷热而潮湿，很多士兵受气候影响，出现了腹痛、腹泻、便血的症状，许多士兵被病痛折磨得奄奄一息。朱元璋万分焦急，对天疾呼：难道苍天想要亡我朱元璋不成？

朱元璋在痛苦中度过了一夜。第二天，天空下着大雨，朱元璋背着手望着外面，这时他看见一位白头老翁从山上下来。朱元璋见这位老翁鹤发童颜，身后还背着一个背篓。下雨天，这位老翁还在操劳，朱元璋见状心中顿生怜悯，立刻邀请白头老翁到军中营帐里坐一坐。

白头老翁看到是朱元璋，知道朱元璋是一个爱惜百姓的大将军，因此也没推辞。朱元璋问白头老翁，为什么下大雨不在家中休息，反而外出行走？

白头老翁指着背篓，说孙子拉肚子，出来采点草药给孙子治病。

朱元璋听了心中暗自一喜，猜想这位白头老翁定是一位懂得医术的采药人，于是问道："老人家，有没有可以治疗腹痛、便血的药物？"

白头老翁问："是谁生病，都有什么症状？"

朱元璋没有隐瞒，如实回答。

白头老翁从背篓中取出一些植物的根茎递给朱元璋："将军，我这里有一味草药，可以试试。如果有效，你可以让将士到山上采挖。"

朱元璋很高兴，按照白头老翁的叮嘱，将这味药熬成汤汁，给患病的士兵服用。不出几天，患病的士兵都康复了。朱元璋非常庆幸听了老人的话。

这味药后来被经常使用，士兵们纷纷问：“将军，这种神奇的草药叫什么名字？”

这下可把朱元璋难住了，白头老翁并没有告诉他这草药的名字。于是，朱元璋想了想就说：“这草药的名字叫白头翁。”

后来，朱元璋打败陈友谅，成了明朝的开国皇帝。这个故事被后人记载下来，而白头翁这味药逐渐被人熟知，成为至今都在使用的常用药物。

知识小链接

白头翁 又名“白头草”“奈何草”“大将军草”，属毛茛科多年生草本植物。一般生于山野、荒坡及田边，它的根、茎、叶、花都可入药。据说白头翁草的特性是有风反静，无风自摇，根部有白茸。中国最早的中药学著作《神农本草经》中将其列为清热解毒、凉血止痢的要药。

黄芪：

纪念老中医的补气药

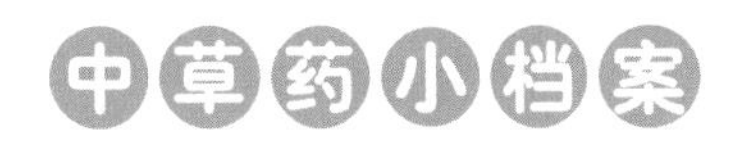

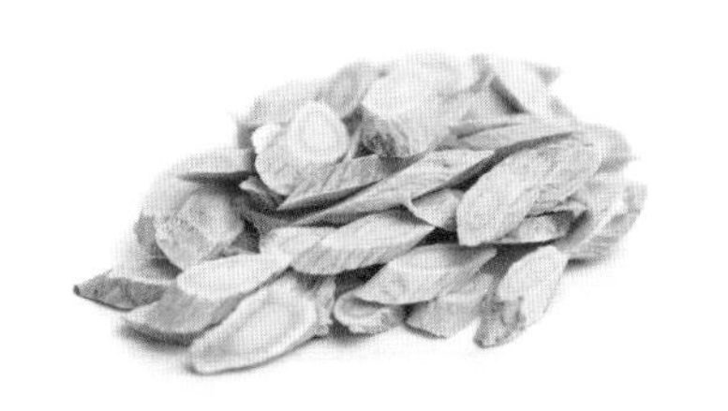

黄芪的入药部位为豆科植物蒙古黄芪或膜荚黄芪的干燥根，味微甜，切面色淡黄，粉性足，多为生用或蜜炙用。黄芪有补气升阳、固表止汗、利水消肿、生津养血、行滞通痹，托毒排脓、敛疮生肌等功效。现代药理研究认为，黄芪有调节血压以及保肝等作用。

提到补气的中药，首选肯定是黄芪，它是补气第一要药，功效不亚于人参。古语有云：常喝黄芪汤，防病保健康。黄芪是我们生活中用于治病、防病的常用中药。

黄芪可以作为保健品使用，也可以生吃。黄芪能用于自汗、水肿的治疗。可以熬粥，能滋补肠胃；可以用水煎服，用于补气养生。黄芪还可加在各种菜肴中，起到很好的保健作用。

黄芪以前被称为“黄耆”，其中缘由要从一位老中医说起。

这位老中医，医术很高明，待人谦和又乐于助人。他看病不计报酬，所以老百姓都很喜欢他。他身形清瘦，面色比较黄，因此人们称他为黄耆，意思是面黄肌瘦的老者。

一天，老中医在上山采药的途中，听到有孩童的哭声。老中医循着哭声，看到一个小孩挂在山腰。老中医连忙上前询问，原来是小孩贪玩跑到山中，不小心掉了下去。

眼看孩子非常危险，情急之下，老中医解下自己的腰带，绑在旁边的树干上，他抓着腰带，将小孩救了上来。正当老中医准备爬上去时，只听“咔嚓”一声，腰带断裂，老中医不幸掉入山谷。

孩子的父母听说以后，急忙跑到山谷中寻找老中医，可是找到时，老中医已经血肉模糊，不幸去世。老中医一生治病救人，受人爱戴，认识他的百姓知道以后，不约而同来到老中医的坟前吊唁。

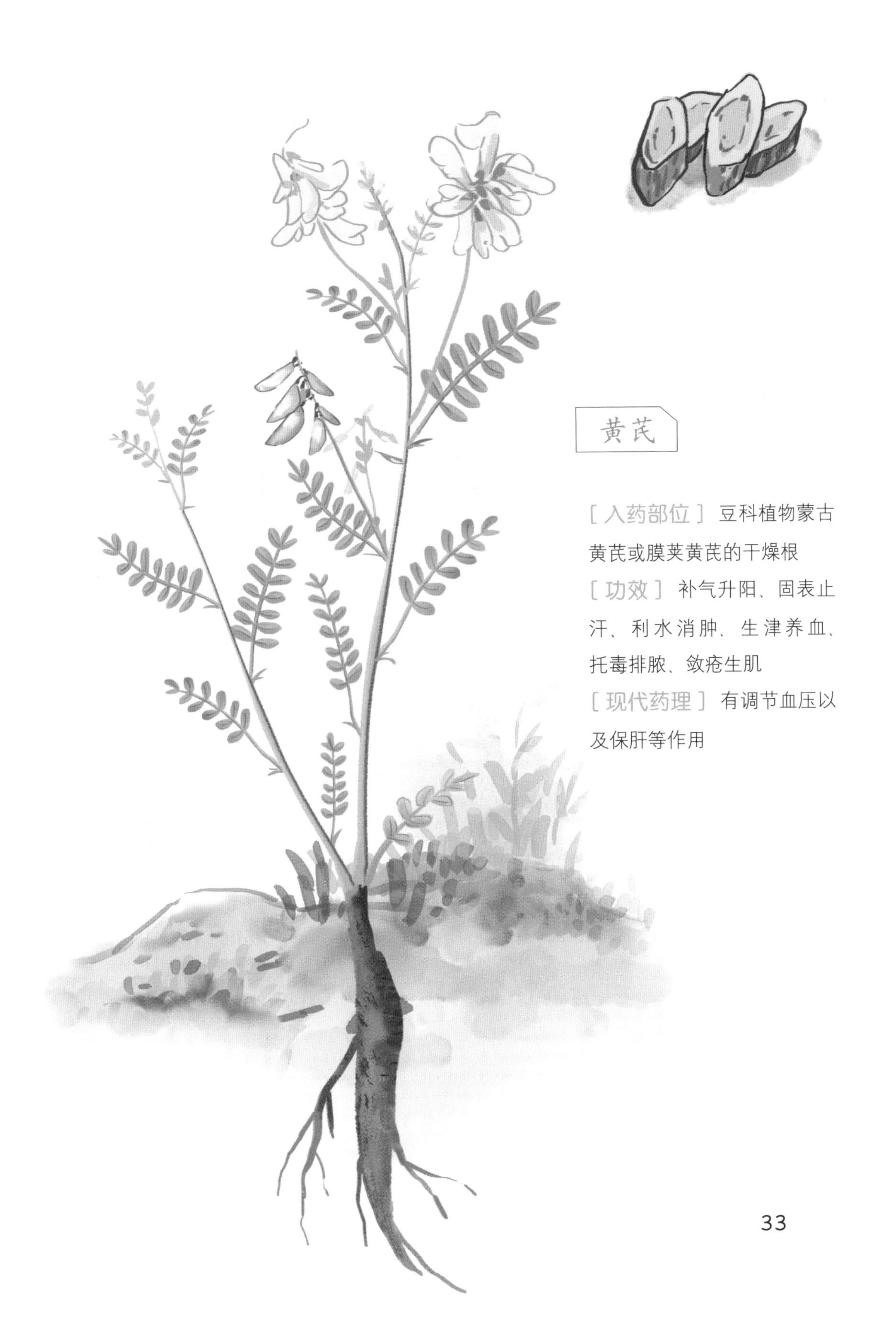

黄芪

［入药部位］豆科植物蒙古黄芪或膜荚黄芪的干燥根

［功效］补气升阳、固表止汗、利水消肿、生津养血、托毒排脓、敛疮生肌

［现代药理］有调节血压以及保肝等作用

百姓常念他的好，时常过来祭拜。过了一年，有人在祭拜时发现老中医的墓旁长出一种高大的植物。它夏季开花，结出荚果，主根肥厚，让人感觉非常奇怪。

百姓想起黄耆一生都在治病救人，他的墓旁长出来的植物会不会是一种治病良药呢？

于是，大家把这种植物的根挖了出来，只见它外表皮是黄白色，味微甜，还有淡淡的豆腥味。人们把它带回去煎成汤汁，服用后变得精力充沛，有效改善了疲惫无力的症状。此后，为了纪念这位逝去的老中医，人们就把这种植物也叫作“黄耆”。

知识小链接

固表 中医术语。固有加固、加强的含义，表是指人体的肌表，有防御屏障功能。固表是指把人体肌表的防线稳定住并加强，使人体少受外界病邪的侵扰。

胖大海：
纪念寻药青年的利咽开音药

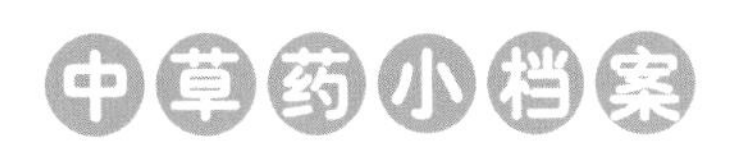

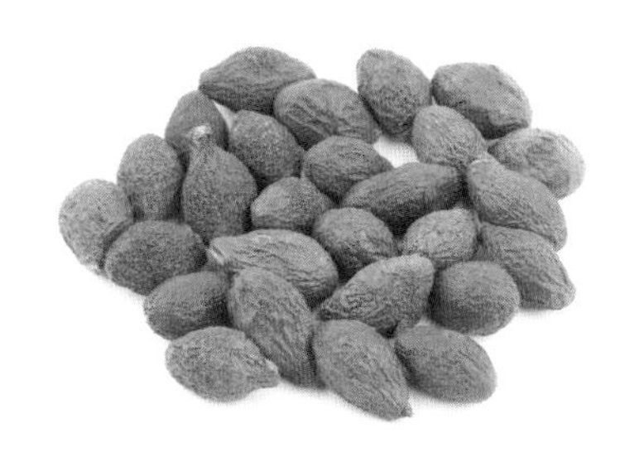

胖大海的入药部位为梧桐科植物胖大海的干燥成熟种子，表面有细皱纹及光泽，呈棕色，嚼之有黏性，多为生用，也可用沸水泡服或煎服。胖大海有清热润肺、利咽开音[1]、润肠通便的功效。现代药理研究认为，胖大海有降压、抗病毒、抗菌、抗炎、利尿和镇痛等作用。

接触过胖大海的人，都会觉得这种中药很神奇。它是一个个椭圆形的小果子，将它放进热水里，不一会儿就变“胖”了，将

① 中医术语，一种治疗声音嘶哑的方法。

整个杯子都能填满。

胖大海是一种治疗咽喉痛、声音嘶哑的常用药，有很好的清咽利喉功效。因此，从事教师、播音员、销售员等职业的人喜欢用胖大海泡水喝。

胖大海经常跟其他食材搭配，制成各种养生茶，起到治病、防病的作用。

胖大海被广泛应用到各种方剂中，其中我们熟悉的胖大海含片，其主要成分就是胖大海。尽管胖大海非常受人们的欢迎，但无病不可常服，滥用胖大海也会损害身体健康。

有人觉得，胖大海放在水里能变得很“胖”、很大，所以才叫胖大海。其实，关于胖大海这个名字的来历，还有一种说法，跟一个寻药的青年有关。

据传，胖大海最初叫“大洞果”，主产于越南、印度、老挝等国，我国产量很少。在古代，有人需要这种药治病，便要到越南大洞山去采摘。

在沿海的一个村庄，有一个叫朋大海的青年，自幼跟着叔叔学医采药。他们经常漂洋过海到安南（越南的古称）采集大洞

胖大海

［入药部位］梧桐科植物胖大海的干燥成熟种子

［功效］清热润肺、利咽开音、润肠通便

［现代药理］有降压、抗病毒、抗菌、抗炎、利尿和镇痛等作用

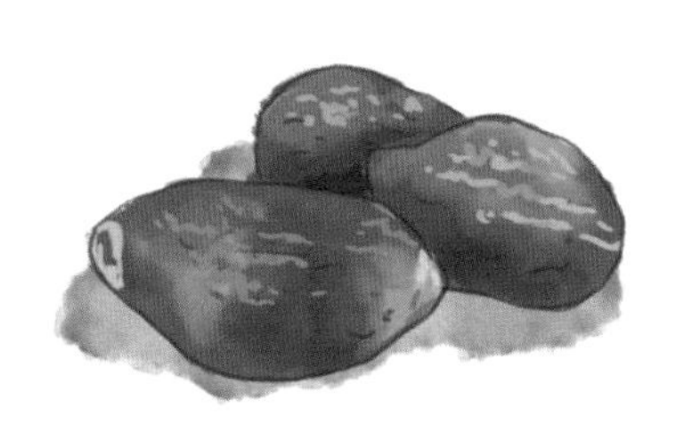

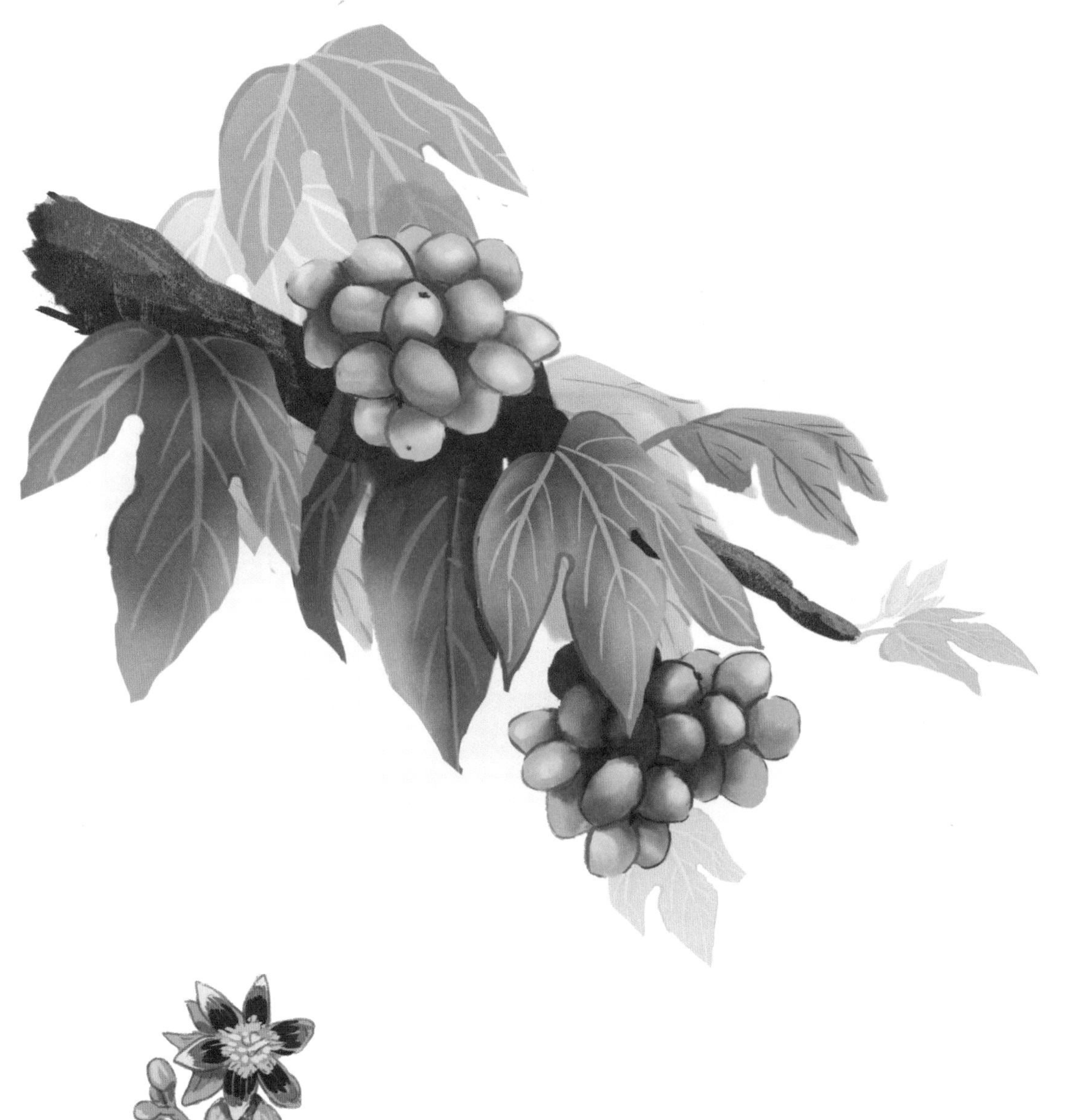

果。因为村里经常有人咽喉肿痛，需要这种药物来治疗。

朋大海是个热心肠的人，经常给贫苦的乡民送医送药。有一年，村子里发生了大面积的瘟疫，很多村民出现了由肺热引起的干咳、喉咙肿痛、头热眼红等症状，急需大洞果来治疗。

可是朋大海手里的大洞果已经用完，不得不再次动身去安南大洞山采摘。由于朋大海的叔叔在此次瘟疫中也不幸被感染，朋大海只能独自去采药。

他一去就是半年，杳无音信，他的叔叔十分着急。到了第二年，瘟疫慢慢消退，叔叔也渐渐康复。他牵挂侄子，决定到安南大洞山去寻找，顺便采一些大洞果回来。

叔叔来到大洞山，问了附近的村民，想打听侄子的消息。有一个村民说，去年有一个青年来过这里，当时还劝他天气不好不宜进山，可那青年一副着急的样子，执意要去。他独自一人进了山，再没有看到他出来。

听了村民的描述，叔叔顿感不妙，匆忙告别村民，沿着侄子走的路线继续寻找，最后在山中找到了一具白骨。

他仔细查看这具白骨，根据侄子的身高、穿的衣物，以及所带的物品，认定这就是失踪的侄子。叔叔悲痛万分，将这具白骨带回了家乡。

村民们听说后，心情也十分悲痛。为了纪念不怕危险，为村民采药去世的朋大海，有人提议把这种果子改名为朋大海。可是又有村民说，朋大海有点胖，这个果子泡水后会变“胖”，干脆就叫“胖大海”更为形象。后来经村民们商议，大伙就把大洞果改名为胖大海，并流传至今。

知识小链接

中医提醒人们，中药茶应在医生的指导下饮用，有些干花、中草药当茶饮用对身体并无大碍，但有些却不宜饮用。胖大海是纯粹的中药，不是日常保健饮品，只适于风热邪毒侵犯咽喉所致的声音嘶哑，而因声带小结、声带闭合不全或烟酒过度引起的声音嘶哑，用胖大海无效。饮用胖大海会产生大便稀薄、胸闷等副作用，特别是老年人突然失音及脾虚者更应慎用。

何首乌：
能治白发的滋补药

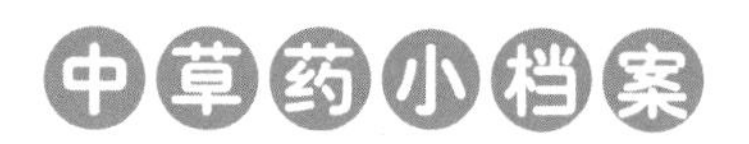

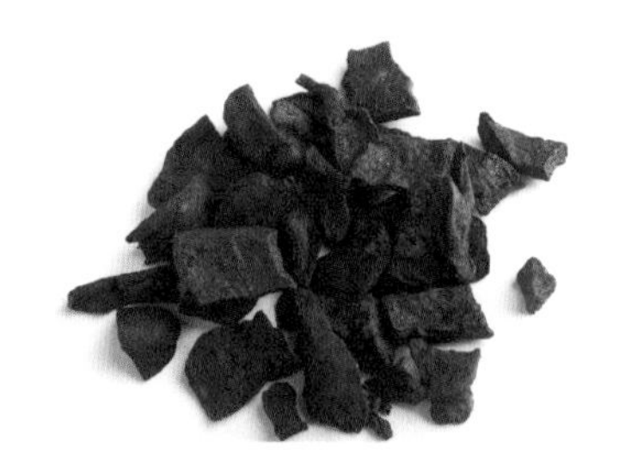

何首乌的入药部位为蓼科植物何首乌的干燥块根。有解毒、消痈、截疟、润肠通便的功效。现代药理研究认为，生何首乌有轻度泻下、抗氧化、抗炎、抗菌、抗病毒、保肝、降血脂等作用；制何首乌有提高机体免疫功能、抗骨质疏松等作用。

何首乌是一种常用中药，被广泛应用于保健品、食品和饮品等领域，比如何首乌洗发水、何首乌茶等。在食疗中，它能起到很好的保健作用，很多人在炖汤时会加一点制何首乌，能起到很

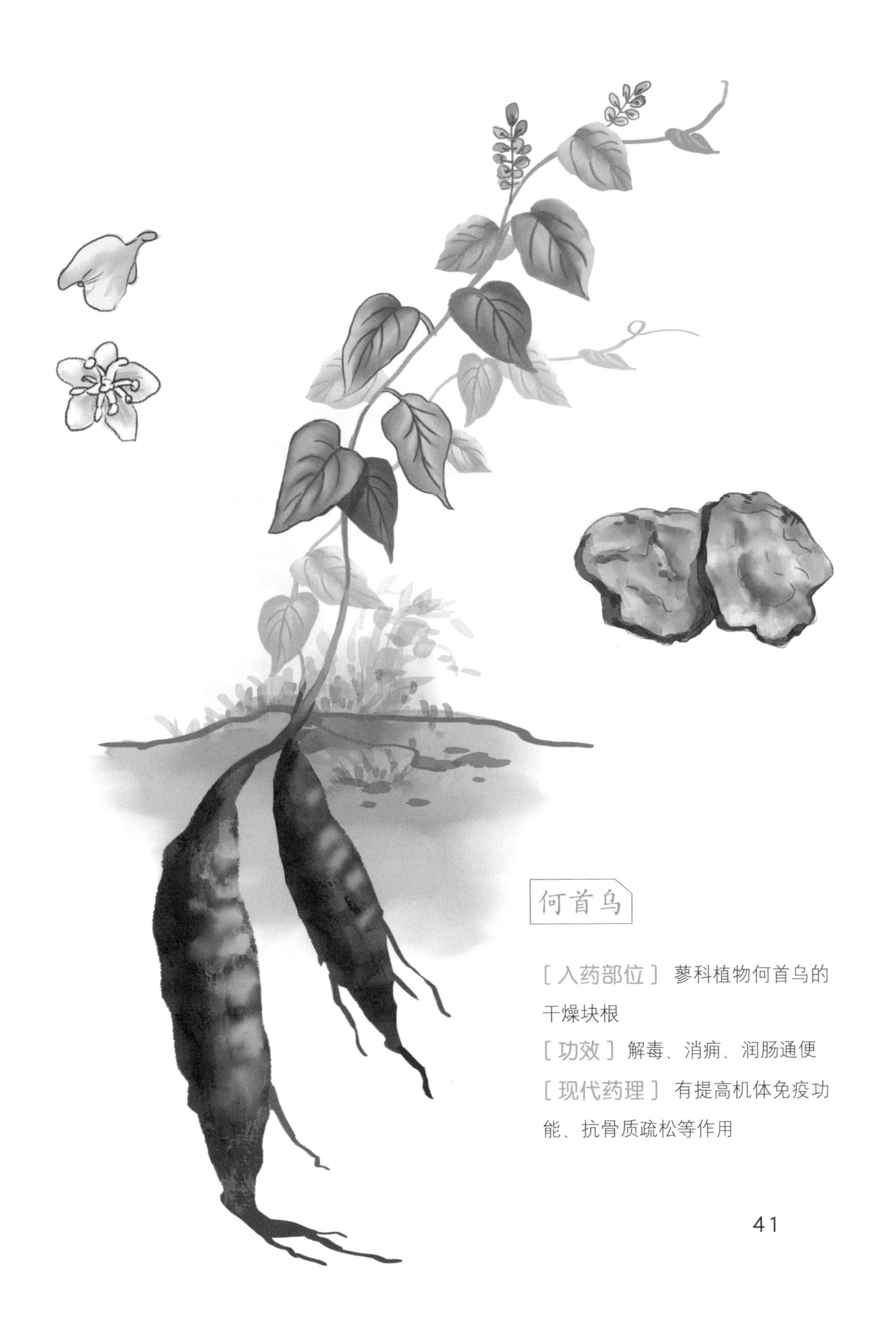

何首乌

［入药部位］蓼科植物何首乌的干燥块根

［功效］解毒、消痈、润肠通便

［现代药理］有提高机体免疫功能、抗骨质疏松等作用

好的滋补作用。

在民间传说中，服用何首乌可益寿延年，使白发转黑发。关于何首乌，相传有这样一个传奇故事。

很久以前，在河北邢台一带，有一个姓何的药铺老板。何老板年过半百，身体弱，经常便秘。为了生计，他竭尽所能，自己卖药也采药。由于生意清淡，他经常失眠，头发都愁白了。

邻居和熟人取笑他，何老板不是开药铺的吗，为什么不给自己多补补？何老板一脸无奈，自己吃了很多滋补品，可是一直没有效果。

一天，何老板在山中采药，准备下山时，天已经黑了，他不得不加快速度往回赶。途中他被一种藤蔓相交的植物挡住去路，无奈只好扯开藤蔓，可是刚扯开，藤蔓又缓缓相交在一起。这是什么东西？他感到好奇，就砍了一些带回家去。

回家后，何老板仔细研究了这种藤蔓，他觉得这种藤蔓应该是一种药材，于是就洗干净煎煮服用。正如他所猜想的，这种藤蔓确有药效，服用后他的脸色红润了，失眠多梦的症状也得到缓解。这让他非常高兴，他拿起锄头直奔山上，准备多挖一些藤蔓回来。当他采摘藤蔓时，发现这种植物的根呈大块状，他索性就连根一起挖出带回家。

何老板回到家里，将这种根简单加工炮制后煎煮服用，发现便秘竟然也好了。他更加高兴，对这种药材十分喜爱。经过细心研究，他不但发现了这种植物的多种功效，而且研究出多种加工炮制和服用方法。

何老板坚持服用这种藤蔓煎煮的汤汁，一段时间后，他的身体变化很大，而最让他感到吃惊的是自己的头发居然由白变黑了。

何老板的变化让大家也感到很吃惊，大家纷纷问他是不是吃了什么补品。何老板说是因为偶然得到一种神药，大家问何老板得到的神药叫什么名字。

何老板想了一下说，这种药材叫何首乌。其中“何”是他的姓氏，首是“头”，“乌”是黑色，连起来的意思就是，是他发现了一种能让头发变黑的药材。

听他这么一说，大家开始相信了。在看到何首乌神奇的药效后，大家都争先恐后到何老板的药铺去购买。

俗话说“是药三分毒”，这句话不幸应验到何老板身上。售卖何首乌后没多久，他便吃了官司，被人告上公堂。

原来，有个人经常到何老板的店铺里买何首乌，吃了一段时间，不仅头发没有变黑，而且身体越来越差，最后竟然撒手人寰。生前他花了很多钱购买何首乌，没料想竟然换来这样的结果。家属十分愤怒，一气之下把何老板告到县衙。

何老板和死者家属在县衙的大堂上，因为吃了何首乌是否致死争得面红耳赤，双方各执一词，互不相让。而县令尽管请了仵作[①]验尸，仍无法判决，最后只好请了一名德高望重的太医来协助。

太医看了仵作的验尸报告，又询问了死者的家属，经过仔细研究，太医得出了这样的结论：何首乌确实有很强的滋补作用，但不排除它可能存在损伤肝脏的风险，这位死者本身就有肝病，长期超剂量且连续服用生何首乌，就更有可能导致肝损伤。

这位太医说得没错，何首乌存在肝脏损害的风险已经被现代医学证实。虽然何首乌药效神奇，但使用时一定要注意它自身存在的毒性，千万不能盲目使用，尤其不可超剂量、长期连续

① 旧时官府中检验命案死尸的人员。

服用。

最终，县令判决何老板赔偿患者家属。何老板非常不服气，但是县令对何老板说，何首乌是一种可用于保健的中药，虽然不是毒药，但何老板在给患者服用时没有提醒和告知药物的副作用，所以导致患者身亡。何老板虽然还是有些不服气，但也只能接受判罚。

知识小链接

何首乌　名贵中药材之一，其多个部位能入药。何首乌的藤即首乌藤，有养血安神、祛风通络的功效；生何首乌有解毒、消痈、截疟、润肠通便的功效；制何首乌有补肝肾、益精血、乌须发、强筋骨、化浊降脂的功效。何首乌在临床上有多种炮制方法，如黑豆制、蒸制等。不同炮制方法，有不同的功效。黑豆制何首乌主要用于补肝肾、益精血、乌须发；蒸何首乌主要用于乌须发、益阳固补。

使君子：

刘备之子找到的杀虫药

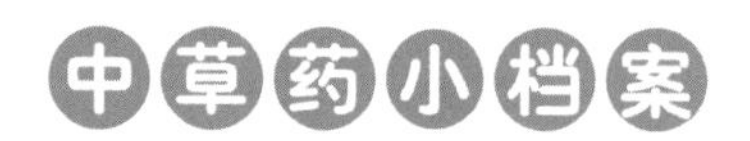

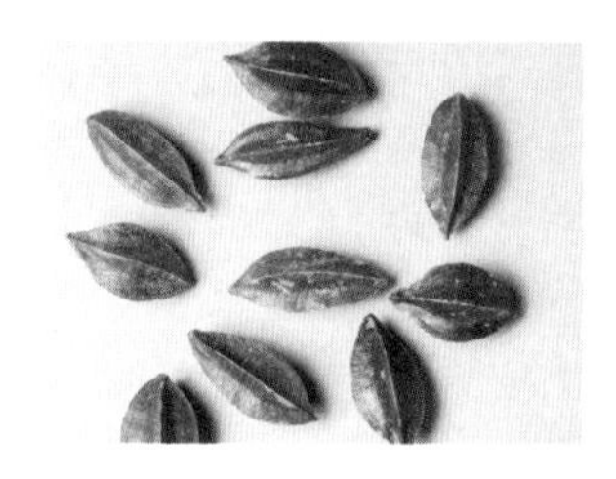

使君子的入药部位为使君子科植物使君子的干燥成熟果实，去壳，取种仁生用或炒用，有杀虫消积的功效。现代药理研究认为，使君子有明显的驱蛔效果，其粉有驱蛲虫的功效。

使君子是一种观赏花木，味香怡人。花开后，花朵会由初开的白色渐变成粉红，凋落时变为深红，十分美丽。

使君子是一种驱虫良药，主要用于蛔虫病、蛲虫病、虫积腹痛和小儿疳积。

如此好药是怎么被发现的呢？相传有这样一个故事。

在古代，使君是对州郡长官的尊称。而使君子自然就是使

使君子

［入药部位］使君子科植物使君子的干燥成熟果实

［功效］杀虫消积

［现代药理］有明显的驱蛔效果

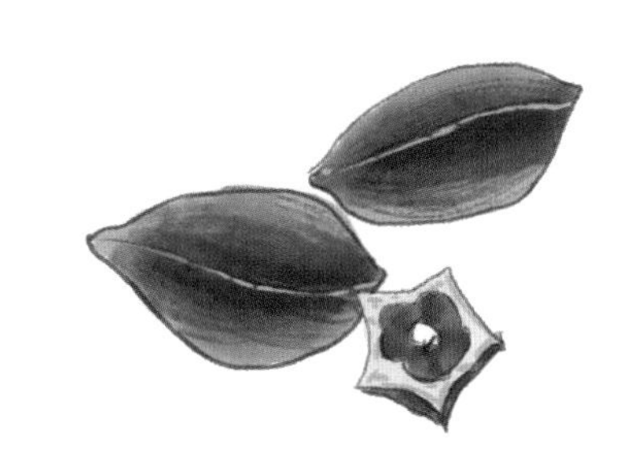

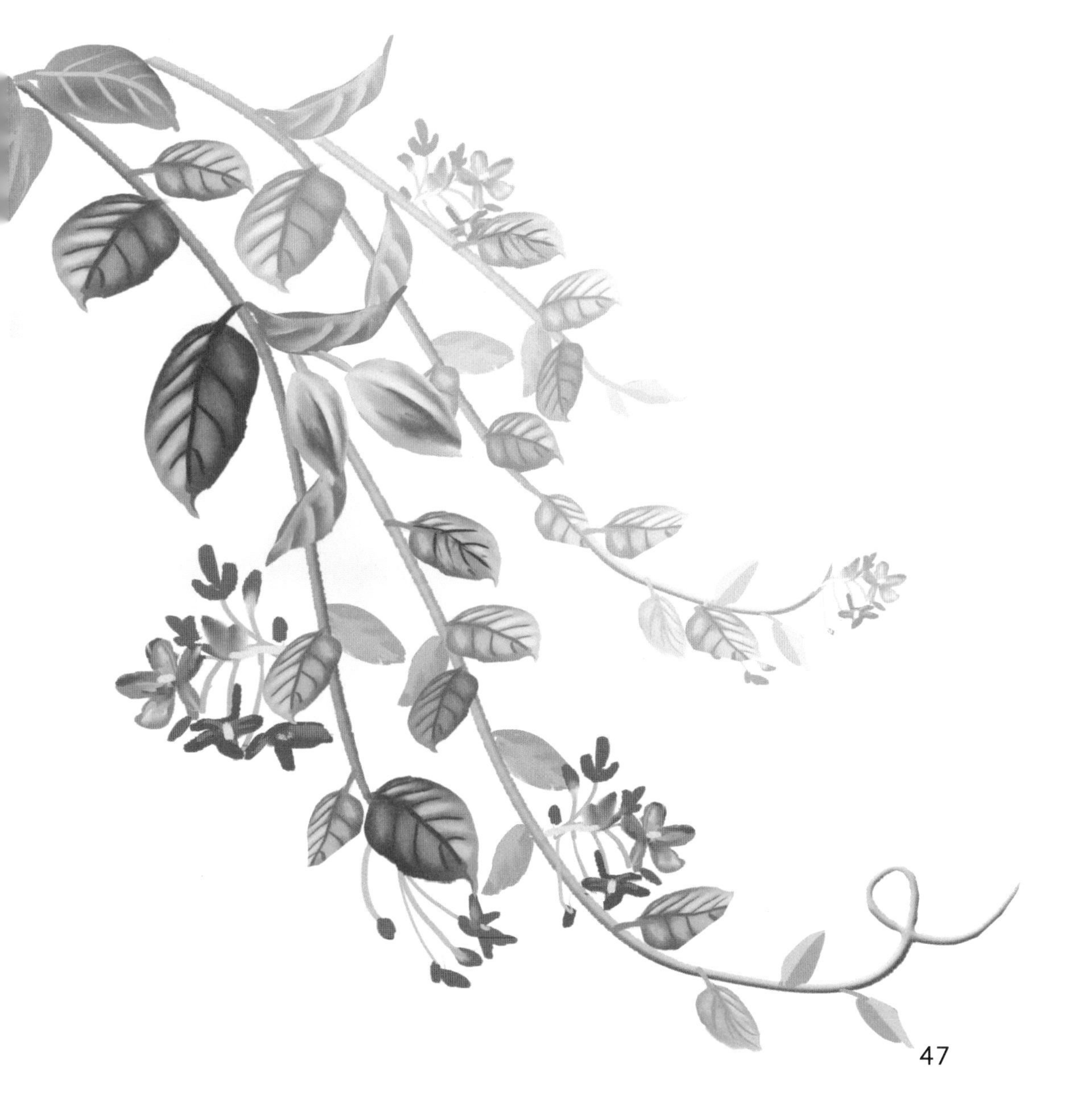

君的子女，那它怎么跟药名有关联呢？这还得从刘备的儿子刘禅说起。

说到刘禅，大家不免会笑他是扶不起来的阿斗。谁也不会想到，他的名字居然和一味神奇的中草药牵扯在一起。

在风云变幻的东汉末年，刘备走南闯北，常年征战，被朝廷封为豫州牧，因此百姓习惯将刘备称为刘使君。

年纪还小的刘禅，随着父亲东奔西走，不知什么时候得了一种怪病：面黄肌瘦，而肚子胀得像面鼓，经常哭闹不止。刘备找了好几位郎中给他医治，都没有治好。

一天，刘禅嚷着要去外面玩，刘备就让两个士兵跟着刘禅。刘禅贪玩，跟两个士兵玩起了捉迷藏，两个士兵到处找他，却怎么也找不到。

两个士兵以为刘禅玩一会儿就会自己回来，谁知到了傍晚，仍不见刘禅的踪影。这下他们着急了，立刻报告刘备。刘备听了也非常着急，马上下令多派一些人去寻找刘禅。

晚上，众人在山脚的一块空地上找到了刘禅，在他身旁的不远处还有呕吐物和粪便。这是发生了什么事？原来，刘禅在玩捉迷藏的时候，不知不觉跑到了山脚下，感觉肚子饿，就去摘路边的野果，谁知吃了这种野果就出现上吐下泻的症状。

刘备心想，刘禅肯定是吃坏肚子了，就将他带回家中。第二天，刘禅又跑到山脚下，摘昨天吃的那种野果。此后，众人发现刘禅比以前安静了许多，他们还发现，刘禅的粪便中有蛔虫和蛋花样的东西。又过了一段时间，刘禅不仅开始吃饭正常，而且也不叫肚子痛了，原来肚子胀得像面鼓，现在也恢复了正常。

刘备思来想去，觉得刘禅的变化大概跟他吃的野果有关。刘备命人到山脚下采了一些这种野果回来试试。结果，很多像刘禅一样的病人，吃了这种野果以后，很快都恢复了健康。众人感激不尽，敲锣打鼓来到刘备的府上致谢。

刘备非常自豪，想不到平时被人嘲笑的笨儿子，竟然发现了一种神药，真是让人意想不到。可是这种野果叫什么名字呢？刘备实在想不出来。

这时，一个书生模样的人说："既然这药是刘使君的公子发现的，我们不妨把它叫作'使君子'吧。"

众人一听，连连说好。

都说刘禅头脑愚钝，但他却在无意中治好了自己的病。不管是歪打正着，还是鬼使神差，其结果是无法否定的。使君子就这样流传后世，成为我们经常使用的驱虫药。

知识小链接

小儿疳积　中医病名。在古代，这是一种多见于1～5岁儿童的疾病，主要是由于喂养不当或寄生虫疾病导致儿童脾胃受损，从而表现出全身虚弱、消瘦、面黄发枯等病症。它与麻疹、惊风、天花并称为儿科四大症。

牵牛子：

以牵牛娃命名的杀虫药

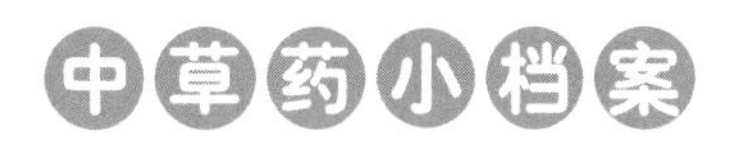

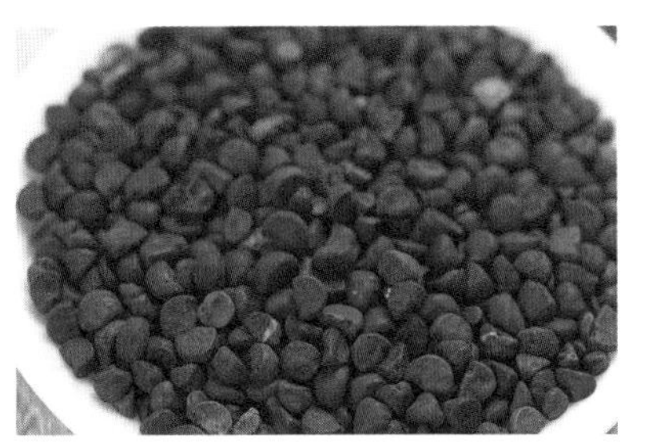

牵牛子的入药部位为旋花科植物裂叶牵牛或圆叶牵牛的干燥成熟种子，味辛、苦，有麻感，多为生用或炒用，用时需捣碎。它有泻水通便、消痰涤饮、杀虫攻积的功效。现代药理研究认为，牵牛子有泻下、驱虫等作用。

大家一定见过喇叭花，这种花像一个小喇叭，外形特别好看。有些人喜欢在院子里栽种这种植物，让其藤蔓攀爬到墙面。到了花开的季节，会形成一道美丽的花墙。红的、紫的、白的，色彩艳丽，让人一见倾心。

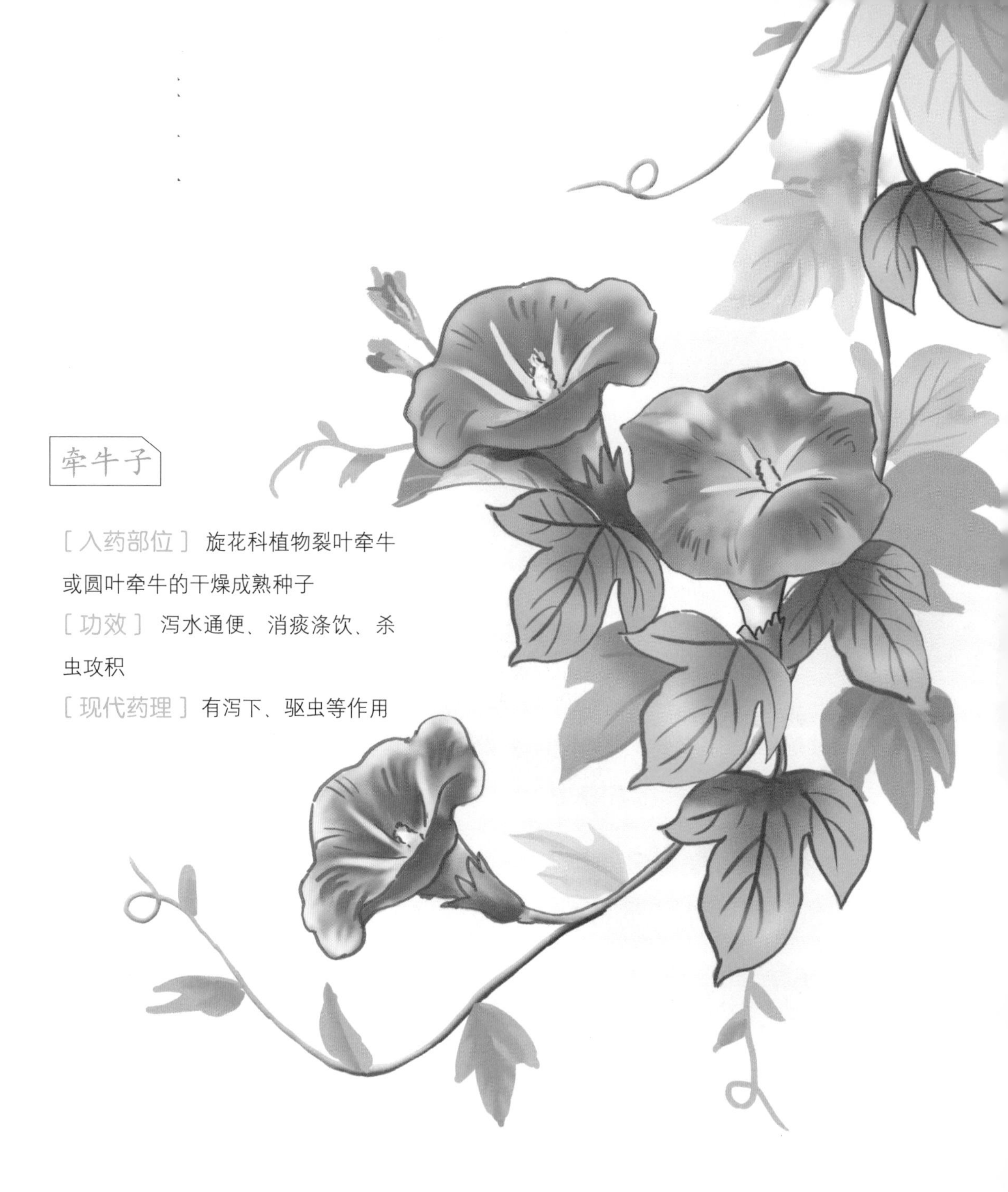

牵牛子

［入药部位］ 旋花科植物裂叶牵牛或圆叶牵牛的干燥成熟种子

［功效］ 泻水通便、消痰涤饮、杀虫攻积

［现代药理］ 有泻下、驱虫等作用

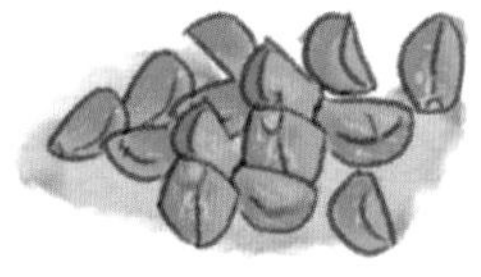

牵牛花之所以叫这个名字，相传与七夕有关。

七夕是牛郎和织女每年一次见面的日子，古人有赏牵牛星和织女星的习俗，而牵牛花恰好在这个时候开得最艳。因此，古人便将这种花叫作牵牛花。

花开之后，结出的种子就是牵牛子。可千万不要小看这种灰黑色或黄白色的种子，它可是一种良药，可用于治疗水肿，杀虫效果也很好。但牵牛子不宜多服、久服，以免产生毒性反应，孕妇禁用。

关于牵牛子，还有一个故事，相传跟一个牵牛娃有关。

一个偏僻的小村子里，有一个小孩，每天要做的事就是放牛。小孩家穷，没有机会上学，可他十分聪明好学，对新鲜的事物特别感兴趣。他整日牵着牛，与牛为伴，因此村里人都叫他牵牛娃。

牵牛娃喜欢学医，每天从村口走过，都忍不住到村里郎中的医馆那儿瞅上几眼。他梦想着有一天也能成为一名郎中。

一天，村子里很多人得了一种怪病，肚子鼓胀，四肢浮肿，大便中有虫子。村里的郎中用药治疗，效果不明显。村里人赶紧去找县城里的郎中过来医治，可效果仍然不好。这下村里人急了，该怎么办呢？

这时，牵牛娃说：“我来医治！”

村里人听了都摇摇头，不过是一个牵牛的小娃娃，他能懂什么？！这让牵牛娃很不服气，他说：“我真的可以医治，你们为什么不相信？”

牵牛娃不顾大家的质疑，拿出一小把黑色的种子和花朵放入药罐中加水煎煮。村里人看他做得有模有样，感到十分好奇。

牵牛娃将煎煮好的汤药给患者服用，患者喝了两次后居然有了效果。村里人感到很惊奇，患者又接着服用，几天后他们的病竟然彻底好了。

村里人非常高兴，感激地问牵牛娃什么时候学的医，又怎么知道这种东西能治病。牵牛娃说他每天都会到村里郎中那儿看他行医治病，渐渐地就学会了一点治病的方法。

能知道这种花的种子可以治病，是因为前一段时间，牵牛娃发现与他相伴的牛也出现腹胀、水肿的症状，牛吃了喇叭花的种子，两天后就康复了，所以牵牛娃断定是这种植物的功效。

通过此事，一向平淡无奇的牵牛娃，彻底让大家刮目相看。有人建议，让牵牛娃正式去学中医，大家纷纷表示赞同，并愿意提供经济上的帮助。牵牛娃终于能实现学医的梦想了。

几年以后，牵牛娃就成为乡里有名的郎中，一生为乡里的百姓治病。为了感恩和纪念牵牛娃，后人把曾经给他们治病的花朵叫作牵牛花，而这花的种子就叫作牵牛子。

知识小链接

牵牛子有黑、白两种。表面呈灰黑色的牵牛子叫黑丑，表面呈黄白色的牵牛子叫白丑，两种的混合品名二丑。一般花色较深、呈紫红等色的，其种子多为黑色；花色较浅，呈白色、粉红等色的，其种子多为白色。种子的颜色与植物的品种无关。

杏仁：

镇咳平喘的种仁

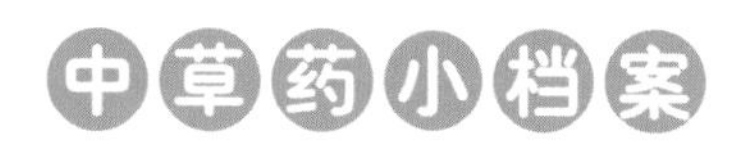

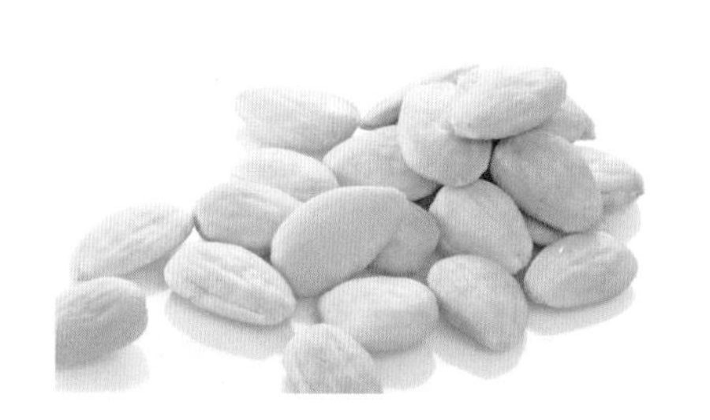

杏仁的入药部位为蔷薇科植物山杏、西伯利亚杏、东北杏或杏的干燥成熟种子，味苦，多为生用或炒用，用时去皮，捣碎。杏仁有降气、止咳平喘、润肠通便的功效。现代药理研究认为，苦杏仁有镇咳、镇痛、平喘、抑菌、抗炎、增强机体细胞免疫力、降血糖等作用。

我国是产杏大国，杏子是初夏时节的水果。咬上一口，丰盈的果汁、酸甜的口感，真是妙不可言。杏子好吃又营养丰富，可以用它做成杏子糕、杏子酥、杏子罐头等。

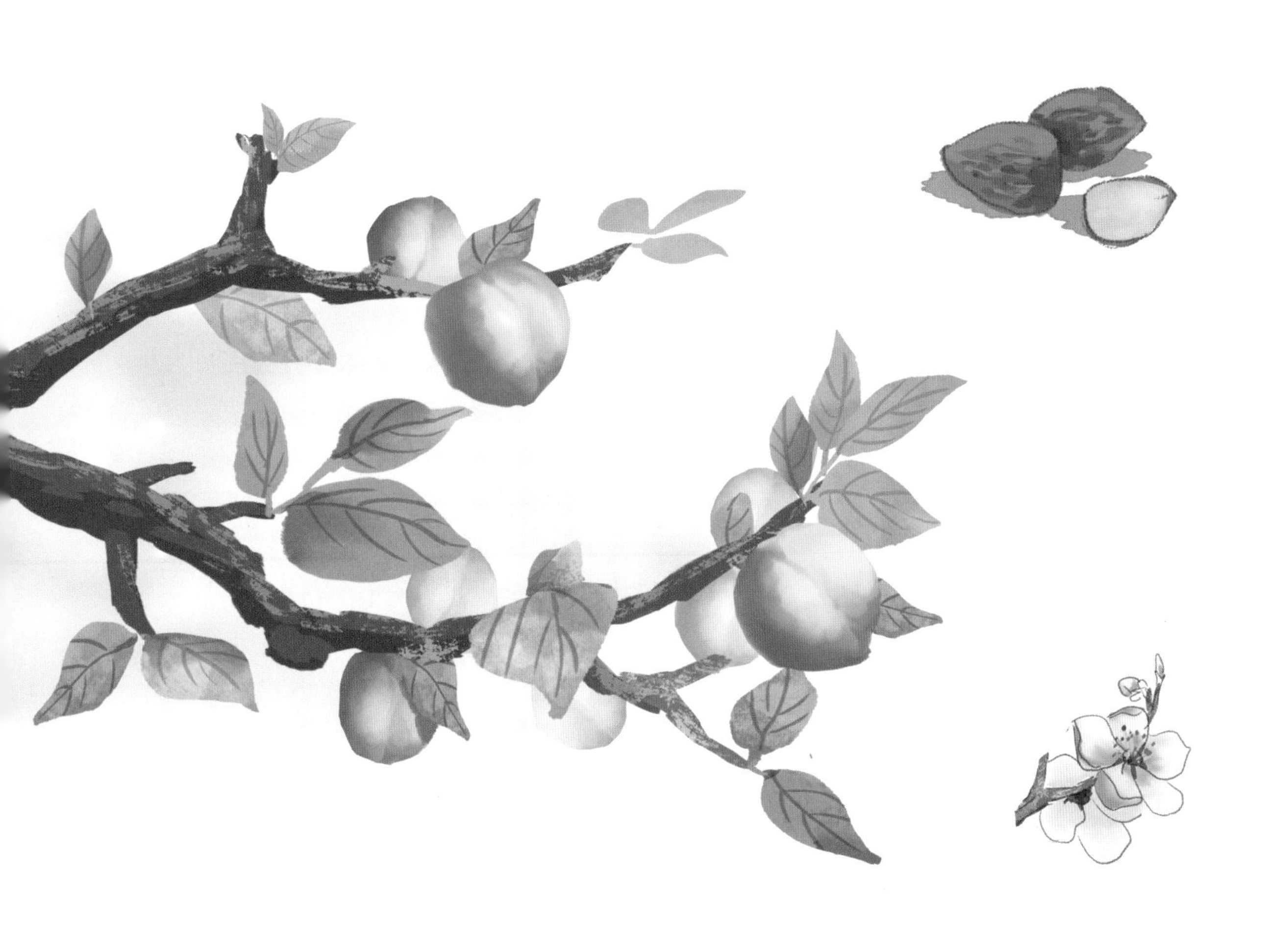

杏仁

［入药部位］蔷薇科植物山杏、西伯利亚杏、东北杏或杏的干燥成熟种子

［功效］降气、止咳平喘、润肠通便

［现代药理］有镇咳、镇痛、平喘、抑菌、抗炎、降血糖等作用

吃完杏肉，杏仁也可以留下，因为它是一味非常好的中药。它既能止咳喘，又能通大便，是中医常用的药物。杏仁虽好，但有小毒，为避免引起不适，内服不宜过量。如因过量服用苦杏仁而出现眩晕、头痛、呕吐、呼吸急促、心悸、发绀等症状，应及时就医。

我国的中医常以“杏林人士”自诩，为什么有这样的称呼？还得从一个小故事说起。

东汉时期，有一位医德双馨的郎中叫董奉，他为人敦厚善良，年少学医，年轻时做过地方小官。之后他来到庐山隐居，一边学习，一边行医。他非常喜欢杏，在自家门前开辟了一个杏园。由于他医术高超，很多人前来找他看病。许多贫困的老百姓支付不起医药费，董奉就免费给他们治疗。老百姓非常感动，为了感谢董奉，就在董奉的房前栽种杏树，重症者种 5 棵，轻症者种 1 棵。

这种以栽杏树作为医酬的方式让大家很开心，不久便形成了规矩。几年过去，董奉的杏园变得越来越大，杏树郁郁葱葱，蔚然成林。春天，杏花满枝头，白的似雪，粉的似霞，鲜艳夺目。入夏，杏子熟了，绿叶中缀满黄澄澄的果实。

美丽如画的风景，引来不少行人驻足观望。董奉在杏林搭建了一个粮仓，告诉过往的行人：如果要来买杏子，不需报告，也无须付钱，只需用谷子交换，将谷子倒入粮仓中即可。

前来游玩的人都非常自觉地遵守规定，粮仓里的谷子越来越多。董奉吃不完这么多谷子，于是就用所得的谷物救济穷困的百姓，以及旅资不足的游子。久而久之，受他援助的就有二万余人。年复一年，年年如此。董奉去世后，人们在他隐居处修建了杏坛、真人坛等，以纪念董奉，而“杏林”的故事也流传开来。

后来，“杏林”逐渐成为医者的别称，很多医术高超、医德高尚的医生，都被人们尊称为“董仙杏林”“杏林春暖”等，杏花成为中医之花，而杏仁也成为一种常用的中草药。

知识小链接

杏仁可分为甜杏仁和苦杏仁两种。苦杏仁多为药用，有小毒。甜杏仁多作为健康食品，有润肺、止咳、滑肠等作用。

艾叶：

能驱蚊治病的医家之草

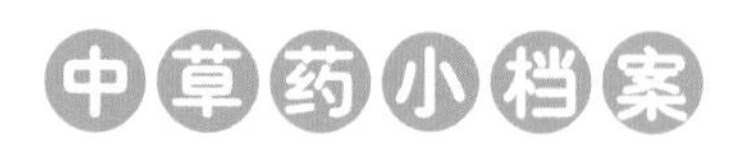

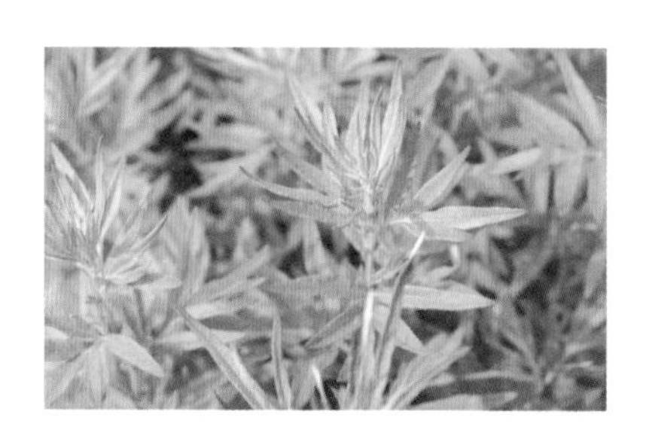

艾叶的入药部位为菊科植物艾的干燥叶，叶背呈灰白色，茸毛多，香气浓，味苦，多为生用或炒炭用。艾叶有温经止血、散寒止痛的功效。现代药理研究认为，艾叶有止血、镇痛、抗炎、抗过敏、镇咳、平喘等作用。

艾叶也叫艾草，生长于山野中。在没有蚊香的年代，很多人喜欢在屋子和院子里点燃艾草，用于驱蚊和防止虫蛇的袭扰。

由于艾叶有驱蚊和抑菌消毒的功效，是防痱子的法宝，因此以艾叶为原料制成的花露水、驱蚊液、洗手液、沐浴露等产品，

艾叶

[入药部位] 菊科植物艾的干燥叶

[功效] 温经止血、散寒止痛

[现代药理] 有止血、镇痛、抗炎、抗过敏、镇咳、平喘等作用

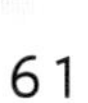

很受人们欢迎。不仅如此，端午节时家家户户会在门框上插艾草，希望借助艾叶的芳香之气驱祸辟邪，祈求平安。

艾叶加工成艾绒，是艾灸疗法的主要材料。这种疗法是在人体的经络、穴位或病痛部位进行熏灼灸烤，借助灸火的热力给人体以温热性刺激，从而激发经气、温通气血，达到防治疾病的目的。

艾灸是我国最古老的医术之一，因此艾叶有“医家之草”的美称。古代女名医鲍姑，精通灸法，是我国医学史上第一位女灸学家。

鲍姑出身官宦之家，从小对医学产生了浓厚的兴趣。在那个年代，女子会受到很多方面的束缚，但鲍姑坚持做自己喜欢的、有益于百姓的事。她出没于崇山峻岭、溪涧河畔，采药行医，治病救人。当时，女郎中非常少，人们对她的医术还抱有怀疑，尤其是她用艾灸法治病，更让人不敢相信。

一天，她采药归来，看见一位年轻女子在河边，一边看着水中自己的倒影，一边默默地掉眼泪。鲍姑非常奇怪，走过去正想询问，那女子急忙掩面起身就走。鲍姑追上去问道：“你有什么难言之隐，可以跟我说，我是鲍姑。”

女子听说过鲍姑，知道她是一位郎中，这才转过身来，缓缓放下掩面的手。鲍姑走上前一看，原来女子脸上长了许多黑褐色的赘瘤，十分难看。许多人见她丑陋，唯恐避之不及，这让女子伤心不已。她找了很多郎中都治不好，如今碰到鲍姑，急忙问能否医治。

鲍姑仔细看了看，说：“我有一个法子，你愿意试一试吗？”

女子一听连忙说愿意一试。鲍姑从药囊中取出艾条，用火点燃，轻轻地在姑娘脸上熏灼。

女子对艾灸法感到好奇，熏灼的部位感觉很舒服，渐渐地，她脸上那些赘瘤的颜色发生了变化。几天后，那些黑褐色的疙瘩慢慢脱落，甚至连疤痕也看不到了。

经过艾灸法治疗，女子脸上的皮肤变得红润起来，看上去格外明艳动人。女子看着自己的脸激动不已，千恩万谢之后兴高采烈地离去了。

这件事传开以后，大家不再质疑鲍姑的医术，而且越来越多的人对鲍姑的医术感到钦佩，找她看病的人也越来越多。鲍姑来者不拒，虽然辛苦，但是她乐此不疲。

后来，鲍姑与葛洪结为夫妻，共同研究医学，成为人人羡慕的神仙眷侣。由于她长期与丈夫在广州罗浮山行医，岭南人民尊称她为“鲍仙姑”。

知识小链接

鲍姑 晋代著名女医学家，也是我国医学史上第一位女灸学家，中国古代四大女名医之一。她医德高尚，精通艾灸法，善于医治赘瘤与赘疣等病症，为百姓解除病痛，被尊称为“女仙”。

麻黄：

会惹麻烦的发汗散寒药

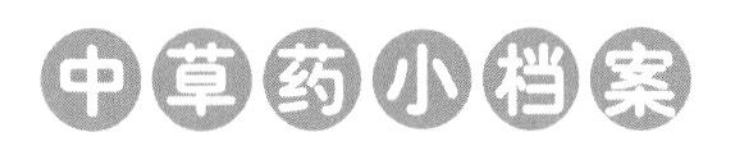

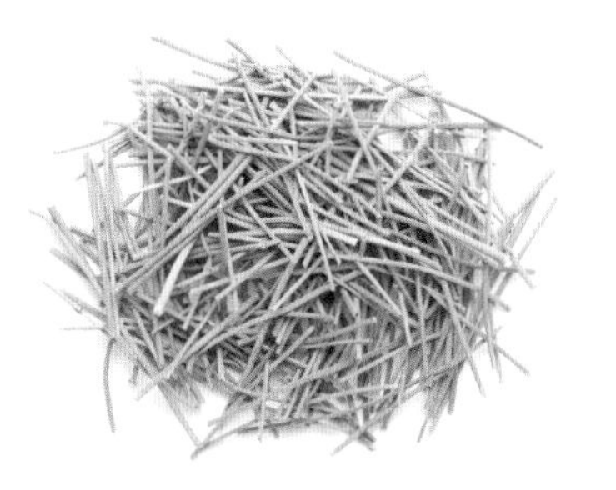

麻黄的入药部位为麻黄科植物草麻黄、中麻黄或木贼麻黄的干燥草质茎，淡绿色，味苦涩，多为生用、蜜炙或捣绒用。麻黄有发汗散寒、宣肺平喘、利水消肿的功效。现代药理研究认为，麻黄有发汗、利尿、抗炎、抑菌、镇咳、祛痰、兴奋中枢神经系统等作用。

麻黄是中医解表药中最具代表性的一种中药材，在我国的应用历史已有千年。麻黄刚挖出时是青色，放置一段时间后会变成黄色，因此被称为“麻黄”。

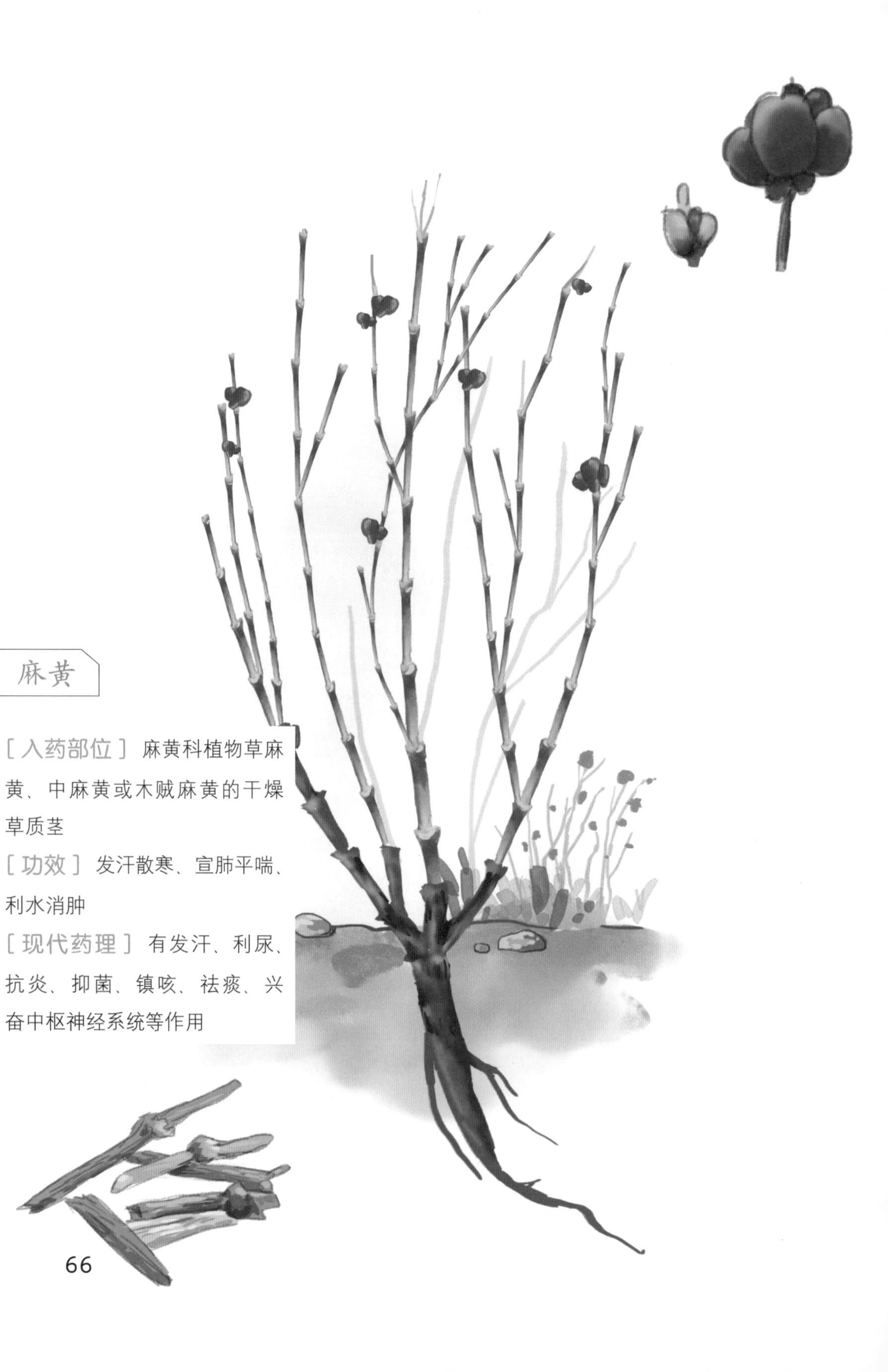

麻黄

［入药部位］麻黄科植物草麻黄、中麻黄或木贼麻黄的干燥草质茎

［功效］发汗散寒、宣肺平喘、利水消肿

［现代药理］有发汗、利尿、抗炎、抑菌、镇咳、祛痰、兴奋中枢神经系统等作用

麻黄是一种非常“厉害”的药，古人很早就注意到，如果受凉，身体出现怕冷、头疼、鼻塞、流鼻涕等症状，服用麻黄后，汗发出来就会好转。因此，在古代，麻黄是一种“热门”的中草药。

对现代人来说，麻黄也是大名鼎鼎的中药材，因为麻黄中含有一种重要的成分麻黄碱。麻黄碱和一种毒品的结构非常相似，很多人听了可能会觉得恐怖，服用麻黄后是否也会像服用毒品一样上瘾呢?

其实大家不用担心。一般情况下，医生开具给患者服用的麻黄，是不会像毒品一样上瘾的。这是因为只有非常纯的麻黄碱，才具备毒品的作用。

麻黄早期被称为麻烦草，之所以这样称呼它，是因为这种草药“爱惹麻烦”，据说在古代曾惹出了一场有名的医疗官司。

有一个小郎中，跟着师父学了一年医术后，就自信满满地打算去自立门户，自以为老郎中的本事他都学会了。

小郎中表明心迹后，老郎中十分吃惊，中医药博大精深，一年的时间怎么可能掌握所有医术?老郎中劝他再多学几年，但小郎中去意已决，根本不听师父的劝阻。

既然不听劝阻，只能由着他去。小郎中临走时，老郎中嘱咐道：“有一种中草药叫麻烦草，极容易惹麻烦。麻烦草的根和草质茎用处不同：麻烦草可以发汗，用于风寒感冒、身体无汗的患者；麻烦草的根可以止汗，用于有虚汗的患者。两者药性刚好相反，不要混用，千万要记住，不可大意。”

老郎中好心叮嘱，小郎中却有些不耐烦，随口回了一句“知道了”，就急匆匆地转身走了。

小郎中下山后，以最快的速度开了一家医馆，他虽然学医的时间不长，但是胆子足够大，为了吸引更多人的注意，他在医馆的招牌上写道：术有专攻，善治疑难杂症。

这时，恰逢县令的母亲得了重病，急需郎中来医治。小郎中心中暗喜，觉得自己大显身手的机会来了，于是就去找县令，说老夫人的病他能医治。县令看小郎中一副胸有成竹的样子，便同意让他来试试。

小郎中来到县令家一看，发现老夫人身体有汗，而且还咳嗽。他马上想到了麻烦草，因为麻烦草治疗咳嗽的效果非常好。

县令有些担心地问了一句：“老夫人心跳得很快，用麻烦草行不行？”

小郎中很自信地说没问题，于是开方子用了麻烦草，而且用量比较大。

老夫人吃了他的药后，大汗淋漓，病情迅速恶化，身体发颤。县令看情形不妙，非常着急，伸手一摸老夫人的身体，发现她全身冷汗，而且四肢冰冷，这是病人将死的征兆。他判断得没错，没多久，老夫人就去世了。

县令大怒，问：“你不是说用麻烦草不会有事，怎么老夫人吃完药就过世了？”

小郎中支支吾吾，一时解释不清。县令愤怒至极，先将小郎中打了三十大板，然后关进牢房。

小郎中进了牢房才想起师父跟他说过的话，麻烦草的根和草质茎用时一定要留意，不然会惹大麻烦。可是眼下说什么都晚了，这个世上没有后悔药，这麻烦草还真是个大麻烦。

到了张仲景的时代，天气比较寒冷时，很多百姓患伤寒病不幸离世，张仲景想到了用麻烦草。

换作别的郎中可能会有顾虑，但张仲景医术精湛，非常擅长用药，不怕麻烦草惹麻烦。

此后，人们觉得麻烦草是一种非常好的草药，应该给它换个好听的名字。大家左思右想，觉得叫“麻黄”比较贴切，因为麻烦草的茎有点像亚麻，而它的断面是黄色的，所以就决定用“麻黄”这个名字。

张仲景用麻黄组成了有名的方剂麻黄汤，治好了很多伤寒病患者。

至于麻烦草的根，人们把它当作另一种药，叫作麻黄根。两者分开，就不打官司、不再惹麻烦了。

知识小链接

麻黄汤　中医方剂名，被誉为“万方之王”，对后世影响很大。这个方剂由麻黄、桂枝、杏仁、炙甘草四味中药组成，具有发汗解表、宣肺平喘的功效。

细辛：

用量不能过钱的中草药

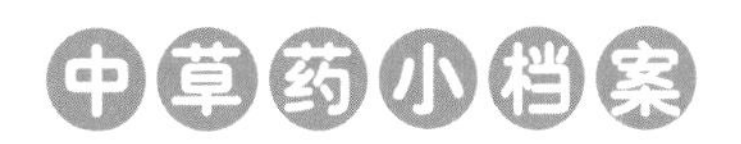

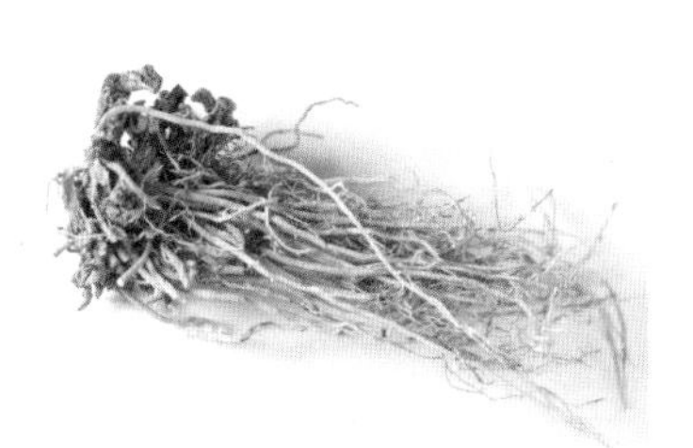

细辛的入药部位为马兜铃科植物北细辛、汉城细辛或华细辛的干燥根和根茎，呈灰黄色，气辛香，味辛辣、麻舌，多为生用。它有解表散寒、祛风止痛、通窍、温肺化饮的功效。现代药理研究认为，细辛有解热、镇静、镇痛、抗炎、强心、扩张血管、增强脂质代谢、升高血糖等作用。

为消除口臭，很多人都喜欢嚼口香糖，这种现代时髦的食品在古代也有，不过那时叫作口香剂。关于细辛，相传有这样一个故事。

一位老臣在皇帝身边喋喋不休说个不停，皇帝听了顿感烦躁，于是赐了一服药给他。老臣拿着药悲痛不已，以为是自己惹怒了皇帝，这药是赐死他的。

当晚老臣与家人告别，家人痛哭流涕为他准备了后事。老臣含泪拿出皇帝赐给他的药，正准备吃下时，却闻到一股清香。老臣心想：好在这药的味道还不错，也算是皇帝对自己的怜悯。吃下后，老臣躺在床上等待死亡。

可是左等右等，过了很久老臣都没有死，他不由心生疑惑，难道这药是慢性毒药，需要漫长的时间才能死亡？唉，与其慢慢折磨，倒不如来个痛快，于是他气得跑进宫里对皇帝说道：“君要臣死，臣不得不死，但求皇帝给老臣来个痛快。”

皇帝听了略皱眉头，随后哈哈大笑，他说：“我给你的哪里是毒药，那是消除口臭的药物。”

老臣听后恍然大悟。原来是因为他有严重的口气，熏得皇帝不胜其烦，皇帝这才赐他药，为的是治疗他的口臭。皇帝赐的药是一种口香剂，里面含有细辛。古代医书《肘后备急方》中介绍，用豆蔻和细辛研末含在口中，能香口辟臭。

实际上，细辛不仅能用于治疗口臭，而且能缓解牙痛。

细辛

［入药部位］马兜铃科植物北细辛、汉城细辛或华细辛的干燥根和根茎

［功效］解表散寒、祛风止痛

［现代药理］有解热、镇静、镇痛、抗炎、强心等作用

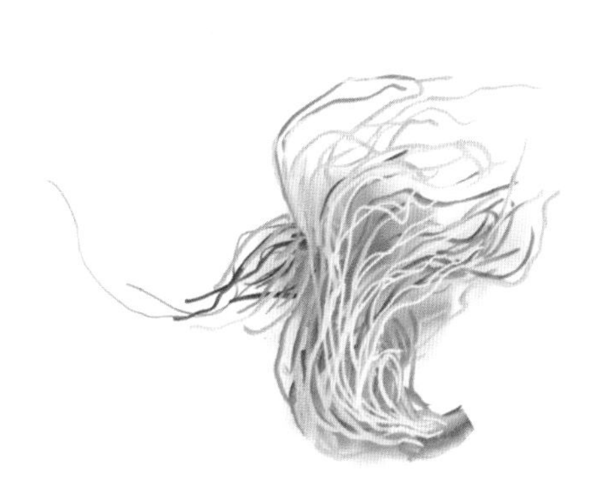

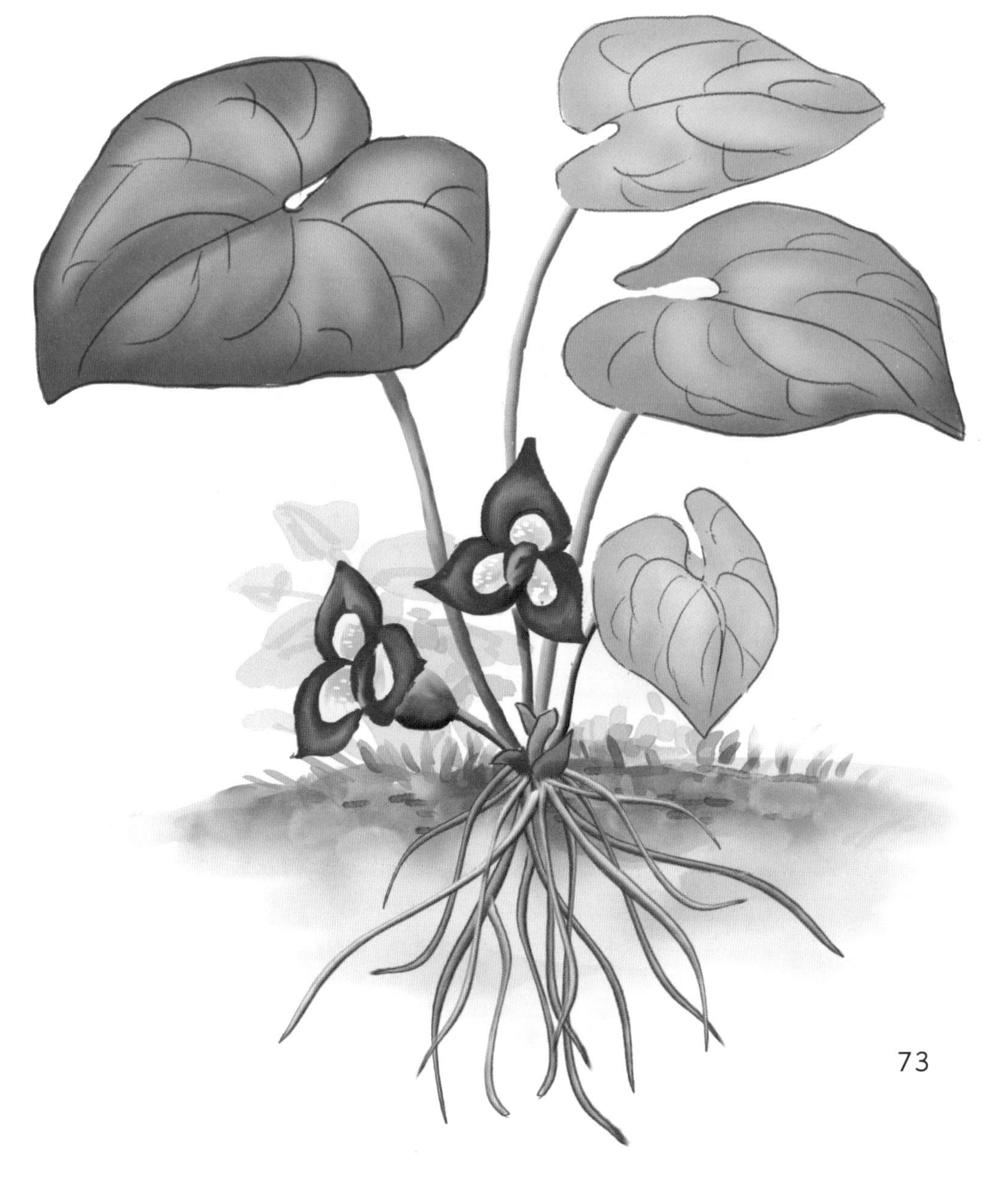

除此之外，细辛还是一种用途广泛的中药材。遇到头痛、风寒感冒的患者，医生会用细辛与其他药物搭配使用，具有很好的治疗效果。在现代方剂中，细辛常跟其他药材搭配制成片剂、散剂。

细辛虽是一种良药，但需谨慎使用。中医有这样的说法：细辛不过钱，过钱命相连。这究竟是怎么回事呢？有一位行医多年的老郎中，讲述了自己的经历。

在一次出诊时，老郎中遇到一位患者，他通过诊断发现患者有怕冷、发热、流涕、周身疼痛等症状。这是明显的风寒感冒，所以老郎中依据诊断用了羌活、防风、细辛等中药。

老郎中开了三服药，向患者嘱咐道："一天一服，当天就可见效。"

患者谢过老郎中，拿药回去煎煮。谁知上午拿药回去，下午患者家属就找上门来，说老郎中害了患者的性命。这是怎么回事呢？

老郎中随患者的家属赶到住处，只见患者口唇发乌、满脸通红、呼吸急迫，显然是中毒了。老郎中赶紧施药急救，患者总算救了过来。可是老郎中很纳闷，这位患者怎么突然就病危了呢？

老郎中对病症，查药方，没有发现异常。他又去看煎煮的药渣，这时他发现，药渣分明不是一剂的用量，而是三剂的，他顿时明白了其中的原因。

每服药中，他开出的细辛是一钱的用量，而患者吃的是三钱的用量，难怪出现了中毒反应。可是患者为什么要超剂量服用呢？

老郎中通过打听才知道，患者拿药回家后，让媳妇给他熬药。他媳妇将药拆开一看，里面的细辛分量很少，只有其他药的三分之一，她以为是老郎中年纪大了犯糊涂，将此药开少了。媳妇心想，既然如此，何不三剂药一起熬了，明日再去买几服药。谁知聪明反被聪明误，患者喝了煎好的药，差点丧了命。

老郎中耐心地给患者的媳妇讲解细辛不能过量使用，三分之一的用量是有根据的。患者的媳妇明白了原来是自己犯了大错，连忙认错。

现代医学研究发现，过量使用细辛确实会麻痹呼吸系统，抑制呼吸，甚至可导致死亡。

古代一钱，约合现在的 3 克。因此，为安全起见，如今仍沿用细辛不过钱的用法与用量。

知识小链接

《肘后备急方》 简称《肘后方》，为东晋时期著名炼丹家和医药学家葛洪所著，是我国古代中医方剂著作。书中记述了各种急性病症或某些慢性病急性发作的治疗方法，是我国第一部临床急救手册，对后世影响很大。

桂枝：

由一味良药引发的医疗纠纷案

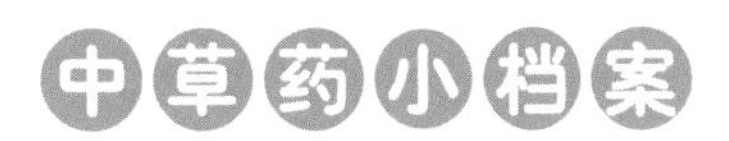

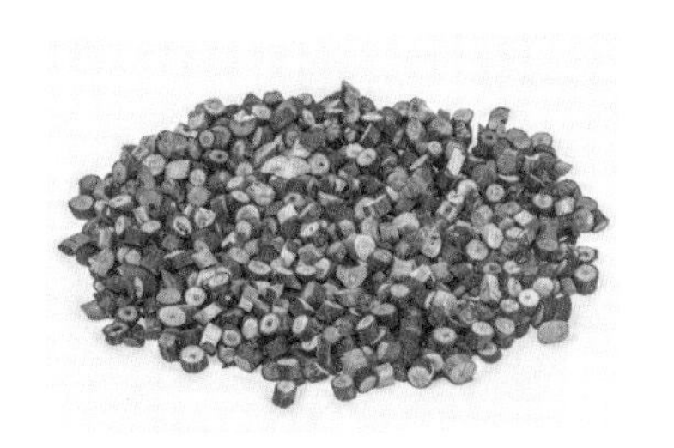

桂枝的入药部位为樟科植物肉桂的干燥嫩枝，以质嫩、色红棕、香气浓者为佳，多为生用。它有发汗解肌、温通经脉、助阳化气、平冲降气的功效。现代药理研究认为，桂枝有促进发汗、解热、扩张皮肤血管、抗菌、抗病毒等作用。

桂枝是一种很好的中药材，如果有感冒发热、出汗的患者，医生通常会用到它。桂枝能散寒，能够刺激汗腺发汗。桂枝能改善微循环，还能用于水肿、痰饮[①]的患者。

① 中医病症名，指体内过量水液不得输化，停留或渗注于某一部位而发生的疾病。

桂枝被广泛用于各种方剂中，我国现有的很多中成药中都含有桂枝，如桂枝茯苓丸、桂枝白虎汤、桂枝甘草汤等。桂枝也可用在食疗中，如桂枝绿茶、桂枝酒等。

桂枝和肉桂来自同一种植物，肉桂是药食同源的食品，而桂枝除了一些药物禁忌外，几乎是一种“人畜无害”的良药。然而就是这种良药，却曾引发古代一场有名的医疗纠纷案，这是怎么回事呢？

在乾隆年间，有一位姓倪的富商，他一岁多的儿子得了急病，病情来势汹汹，富商儿子出现了发热、呕吐、昏迷的症状。倪富商急忙请来当地很有名的金郎中给儿子看病。金郎中经过望闻问切，诊断为寒症，决定用桂枝来医治。

倪富商拿着金郎中开的方子，就到金郎中的医馆抓药。倪富商把药煎好给儿子服下，谁知过了两天，倪富商的儿子竟然去世了。倪富商悲痛之余，怀疑是金郎中误诊，或者用错了药，导致孩子夭折，于是他就跑到县衙去告状。

倪富商和金郎中来到县衙，进行了激烈的对质。金郎中仔细检查了他所开的方子，里面配有桂枝、白芍、生姜、大枣和甘草

桂枝

［入药部位］樟科植物肉桂的干燥嫩枝

［功效］发汗解肌、温通经脉、助阳化气、平冲降气

［现代药理］有促进发汗、解热、抗菌、抗病毒等作用

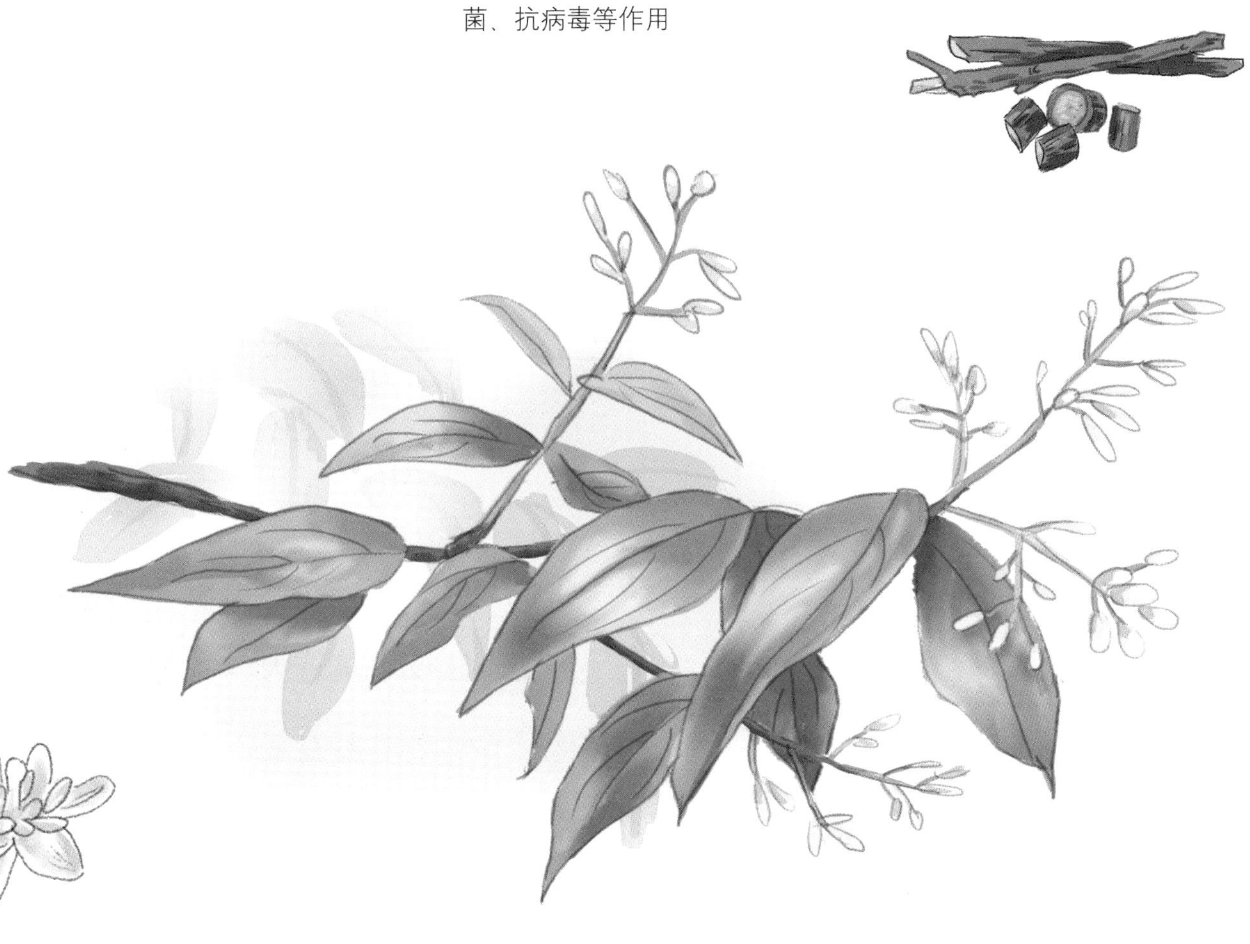

等药，方子与诊断相符，没有错误。

倪富商拿出还没有吃完的药，在大堂上照着方子一一查对，金郎中顿时吓出了一身冷汗。

原来，药方中桂枝是五分的量，约合现在的1.5克；而抓药的伙计是新来的学徒，他在配药过程中将五分误看成五钱，约有15克，是原来方子的10倍。金郎中后悔因为自己太忙，没有检查核对，造成了大错。

倪富商认为，由于药方中的桂枝药量过重，不仅没有发挥应有的疗效，而且产生了毒性，加之孩子病情危急，这才导致孩子夭折。

话虽有理，但是金郎中心里有一万个不服，辩解说没听说吃桂枝能导致人死亡。倪富商拿出药典说，桂枝用量过大易致头晕目胀、眼干涩、咳嗽、口渴、尿少及尿道灼热等不良反应，因此不能过量服用；况且患者是一岁多的婴幼儿，可能产生严重的不良反应，导致死亡。

这样的说法正确与否，到现在依然存在争议，但金郎中的医馆的确有错在先。最后，县令判金郎中的医馆赔礼道歉，承担倪富商家中丧事的全部费用，并进行经济补偿。

倪富商怀着悲痛的心情将孩子的坟墓建好，并在旁边建了一个亭子，以此怀念儿子。因为孩子是因桂枝而死，所以就叫桂枝亭。

金郎中来到亭子前，心有惭愧，写了一副对联：时来砒霜救人，运去桂枝丧命。意思是说：毒药可以变成救命的灵丹，而治病良药也可以变成杀人的利刃。

知识小链接

桂枝并不是桂花的枝条。桂枝是樟科樟属栽培植物肉桂的干燥嫩枝，也就是肉桂的主茎，一般在春、夏季剪下嫩枝，晒干或阴干，切成薄片或小段使用。而桂花是木樨科木樨属植物，花、果实及根可入药。

浮萍：

消肿止痒的妙药

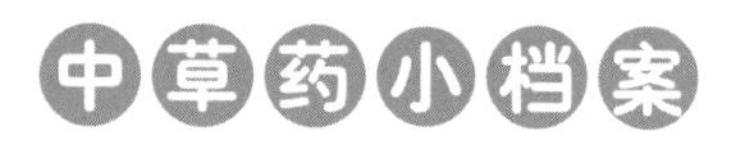

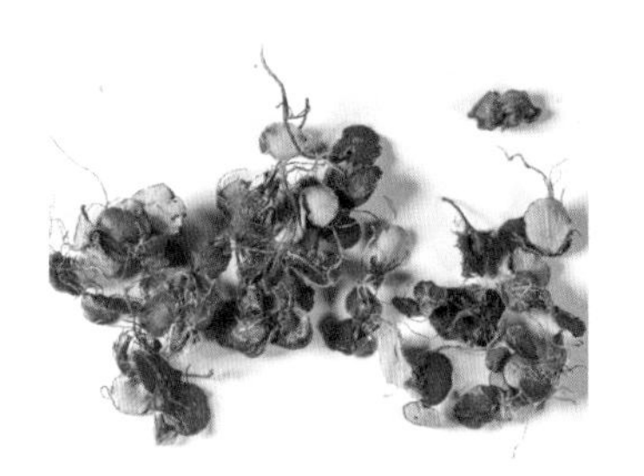

浮萍的入药部位为浮萍科植物紫萍的干燥全草，多为生用。它有解表、透疹止痒、利水消肿的功效。现代药理研究认为，浮萍有解热、利尿、抑菌等作用。

中国水资源丰富，溪河纵横。在水田、池塘、湖泊等静水水域，经常可以看到浮萍。

浮萍漂浮在水面，很多人喜欢用浮萍来比喻人生。有人说不喜欢浮萍，因为它总是漂浮不定；但也有人说它很好，因为它自由自在、随遇而安。

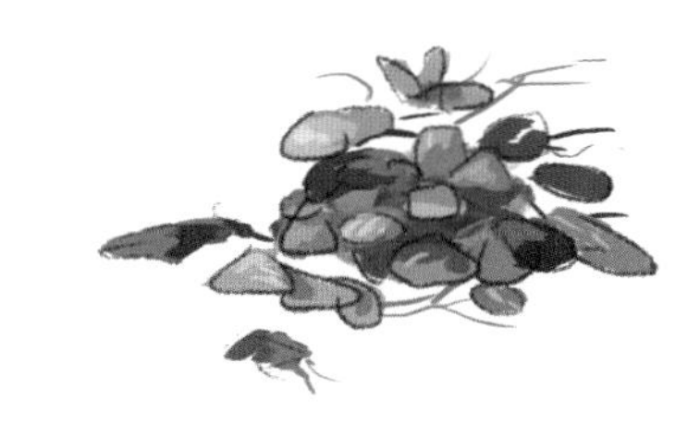

浮萍

[入药部位] 浮萍科植物紫萍的干燥全草

[功效] 解表、透疹止痒、利水消肿

[现代药理] 有解热、利尿、抑菌等作用

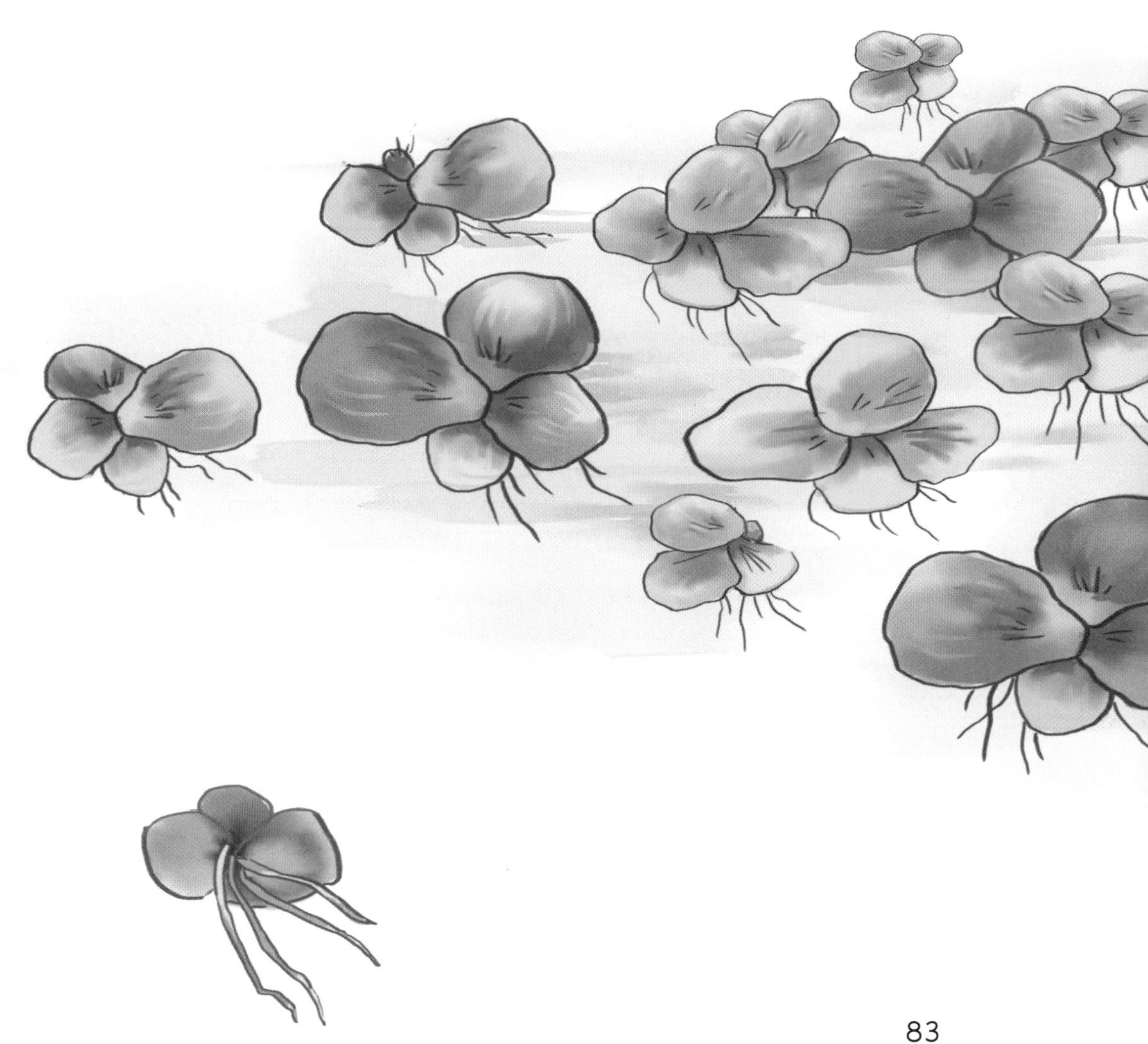

浮萍是一味常用的中药，并且常用于食疗。它可治疗感冒发热、水肿、皮肤瘙痒等病症，是一种功效出色的中药材。浮萍可以内服，也可以外用。内服可以采用新鲜的浮萍，捣汁饮或入丸、散。外用可以煎水熏洗、研末撒或调敷。

浮萍来自大自然，关于它有这样一个小故事。

一位老中医饭后在乡间小路上散步，这时，同村的一个小男孩匆匆忙忙地跑过来问道：“爷爷，您有没有仙丹？”

老中医听后感到非常奇怪，问孩子要仙丹干什么。

小男孩向老中医说起了缘由，原来他的弟弟啼哭不止，皮肤发痒，红肿一片，他不知道怎么办。他听妈妈之前讲的故事中说，仙丹能治百病，所以想寻找仙丹，给弟弟治病。

老中医不由哈哈大笑，让小男孩先回家去，并告诉小男孩，他一会儿就把“仙丹”送过去。

小男孩非常高兴地跑回家中，耐心等待老中医来送“仙丹”。

过了一会儿，老中医果然来到小男孩的家里，看见正在啼哭的婴孩。老中医拿出一些绿色叶子，捣碎以后，敷在男婴红红的皮肤上。没一会儿男婴就停止了哭泣，露出天真的笑容。

小男孩见弟弟停止了哭泣，惊喜地问老中医给弟弟用的是什么“仙丹”，而且还是绿色的。

老中医说这是来自大自然的“仙丹”，因为来自大自然，所以是绿色的。

其实老中医带来的并非仙丹，他出门散步没带药箱，听闻小男孩所说的病情，就在水塘边捞了一些浮萍，洗干净后就带过来了。浮萍是大自然中的普通植物，却是祛风止痒的灵丹妙药。

其实我们很多常用的中草药都来自大自然。大自然充满神奇，如果你认识它，懂得使用它，就可以得到医治百病的“仙丹”妙药。

知识小链接

浮萍学名水萍，又称紫背浮萍。属浮萍科草本一年生植物。一般夏季采叶暴晒，干透后入药。浮萍性寒而无毒，有发汗解表、透疹、祛风止痒、利水消肿的功效。浮萍入药首载于《神农本草经》，宋代称它为“去风丹”。

西河柳：

祛风止痒的良药

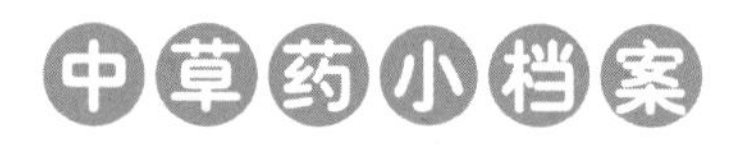

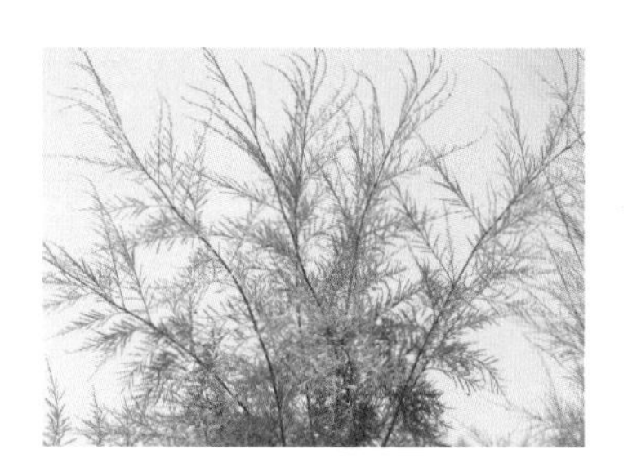

西河柳的入药部位为柽柳科植物柽柳的干燥细嫩枝叶，以色绿、枝叶细嫩者为佳，多为生用。它有发表透疹、祛风除湿的功效。现代药理研究认为，西河柳有抑菌、解热、解毒、抗炎等作用。

西河柳又称河柳、春柳，经常出现在画家的画卷里。文学家也喜欢用它来抒发情感。西河柳是大自然中的一道美丽风景，同时也是一种常用的中药材，可用于治疗感冒、头痛、发热，也可治疗风湿[①]、肢节肿痛。西河柳多为生用，内服煎煮服用，外用煎

① 中医术语，由风寒湿引起的关节、肌肉疼痛称为风湿。

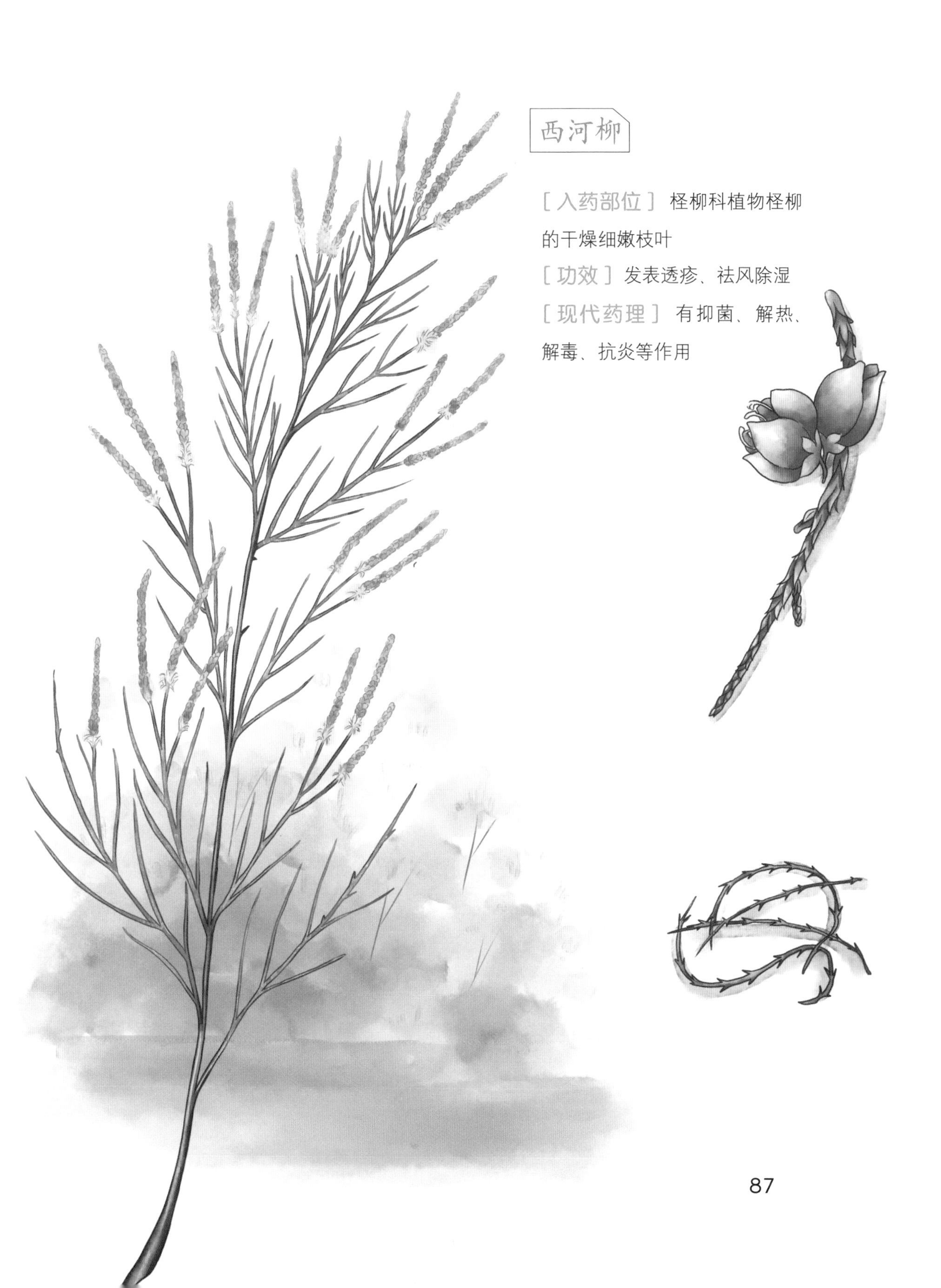

西河柳

［入药部位］柽柳科植物柽柳的干燥细嫩枝叶

［功效］发表透疹、祛风除湿

［现代药理］有抑菌、解热、解毒、抗炎等作用

汤擦洗。

西河柳也常用在食疗中，做成粥膳、汤剂，用于治病、防病；西河柳虽是好药，但也需注意用量，如果用量过大，会令患者心烦不安。

关于西河柳，流传着这样一个小故事。

有个小男孩，每次放牛回来，总喜欢站在河边的一家医馆旁边，看老郎中给患者把脉、开方、抓药。经过老郎中的诊治，患者逐渐恢复健康。

小男孩只敢站在医馆的不远处张望，不敢进去询问。直到有一天，老郎中发现了他。老郎中很好奇，难道这孩子或他的家人生病了吗？老郎中从医馆里走出来，正想叫小男孩，谁知那孩子头也不回撒腿就跑。老郎中只好作罢。

第二天那孩子又来了。老郎中以为孩子胆小，便非常温柔地叫他，可孩子见老郎中发现了他，又跑了。老郎中被这孩子弄得莫名其妙。

第三天，小男孩像往常一样又来了，可是这一次老郎中不见了。孩子有些好奇，难道老郎中出去了？小男孩走近想看个究竟，这时，他的身后出现了一个身影。

小男孩转身又想跑，可是这次他没能成功，老郎中就在他的面前。小男孩挣扎了几下，急得快哭出来，他央求道：“老爷爷，放我走吧，我没有钱付给你。”

老郎中感到奇怪，问道：“为什么要付钱给我？”

无奈，小男孩只好道出实情。原来，这个孩子是个孤儿，寄宿在婶婶家里，从小他就对中医药有着浓厚的兴趣，所以非常想知道老郎中是怎么用药的。可是婶婶为了让他安心放牛，就吓唬他说进了医馆老爷爷就会让他交钱。

老郎中听了哈哈大笑，牵着小男孩的手说：“我不但不收你钱，还会带你进去看看。”

小男孩不敢相信地看着老郎中，露出开心的笑容，兴高采烈地跟随老郎中进了医馆。他瞪大眼睛左瞧右看，发现很多药都似曾相识。带着疑惑，他又进了内院，当看到还没有切完的西河柳时，小男孩再也忍不住，惊讶地问道：“它不就是长在河边的柳树吗？”

老郎中捻了捻胡须说：“对，它是树，但也是一种药材。”

“药材？就是说它也能治病？”小男孩半信半疑地问。

“当然能。”老郎中笑着说，“其实，最好的药材都来自大自然。”

小男孩似懂非懂，他盯着西河柳看了很久，眼神里充满对中医药知识的渴望。

之后，小男孩经常来到医馆看老郎中，老郎中见他很好学，便同他婶婶商量，想收他为徒。小男孩的婶婶求之不得，立马答应下来。

从那以后，老郎中教小男孩识字，传授他中医药知识，以及如何制药。小男孩学得很认真，他最喜欢的就是跟着老郎中去野外采药，感受大自然的神奇。

小男孩一天天地长大，成了一名年轻的郎中。他非常喜欢亲近大自然，在大自然中寻找可用的动植物药材，以及能用于治病的矿石药材，然后加工成可以为患者治病的良药，治愈了很多患者。

老郎中去世后，年轻郎中在西河柳旁边开了一家小医馆，为村里人行医治病。当又有小孩子来玩耍，问中医药都是从哪里来的，年轻郎中便说：“中药材就在你们身边，在大自然里。”

蔓荆子：

治头痛的良药

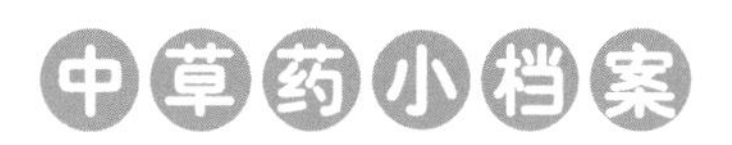

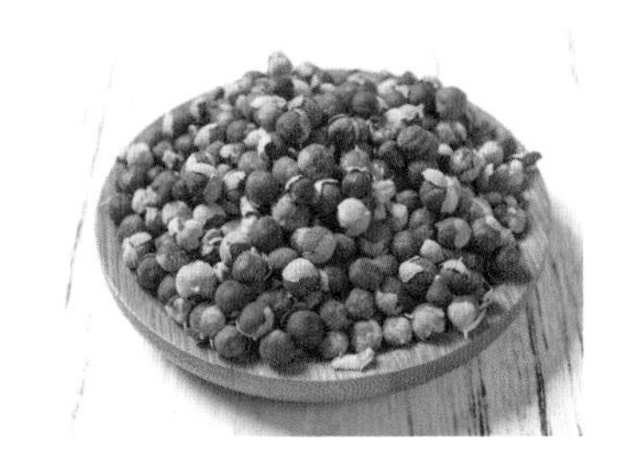

蔓荆子的入药部位为马鞭草科植物单叶蔓荆或蔓荆的干燥成熟果实，粒大饱满，气特异而芳香，多为生用或炒用。它有疏风散热、清利头目的功效。现代药理研究认为，蔓荆子有镇静、止痛、退热、抗菌、抗病毒等作用。

大家在山间可能看到过一种淡紫色像小喇叭一样的花儿。它外形好看，还散发着一种独特的香味，远远地就能闻到，它就是蔓荆花。

蔓荆成熟的果子就是蔓荆子，它的药效可以直达头部，用来治疗头部的疾病，比如感冒引起的头痛、神经性头痛、高血压头痛、头晕目眩、牙痛、视物不清等。

蔓荆子可生用或炒用，用时捣碎。它也被用于食疗，与其他食材做成汤剂，能防治疾病。关于蔓荆子，还有这样一个传说。

很久以前，山中住着一户以采药为生的人家，药农的女儿辛儿非常喜欢花，她在住所附近栽种了许多植物，但是开花的却寥寥无几。这是怎么回事呢？

原来，由于山中土壤以及气候的原因，根本不适合栽种她喜欢的花类植物。为此，辛儿闷闷不乐。一天，辛儿受凉感冒，出现头痛头昏、目赤肿痛等症状，这让她的父亲十分着急。

躺在床上的辛儿梦见许多美丽的花，有玫瑰、牡丹、白芍、杜鹃等。辛儿开心极了，跑到花丛中兴奋地唱歌跳舞。可是，一阵风吹过，花儿全部凋谢，只留下一片枯黄，辛儿急得大哭。

父亲见她醒来，连忙端来熬好的药汤，安慰道："孩子，等你病好，我就带你去看漂亮的花儿。"

辛儿将信将疑，问道："爹爹，你不会骗我吧？"

父亲笑着说："当然不会，相信爹爹。"

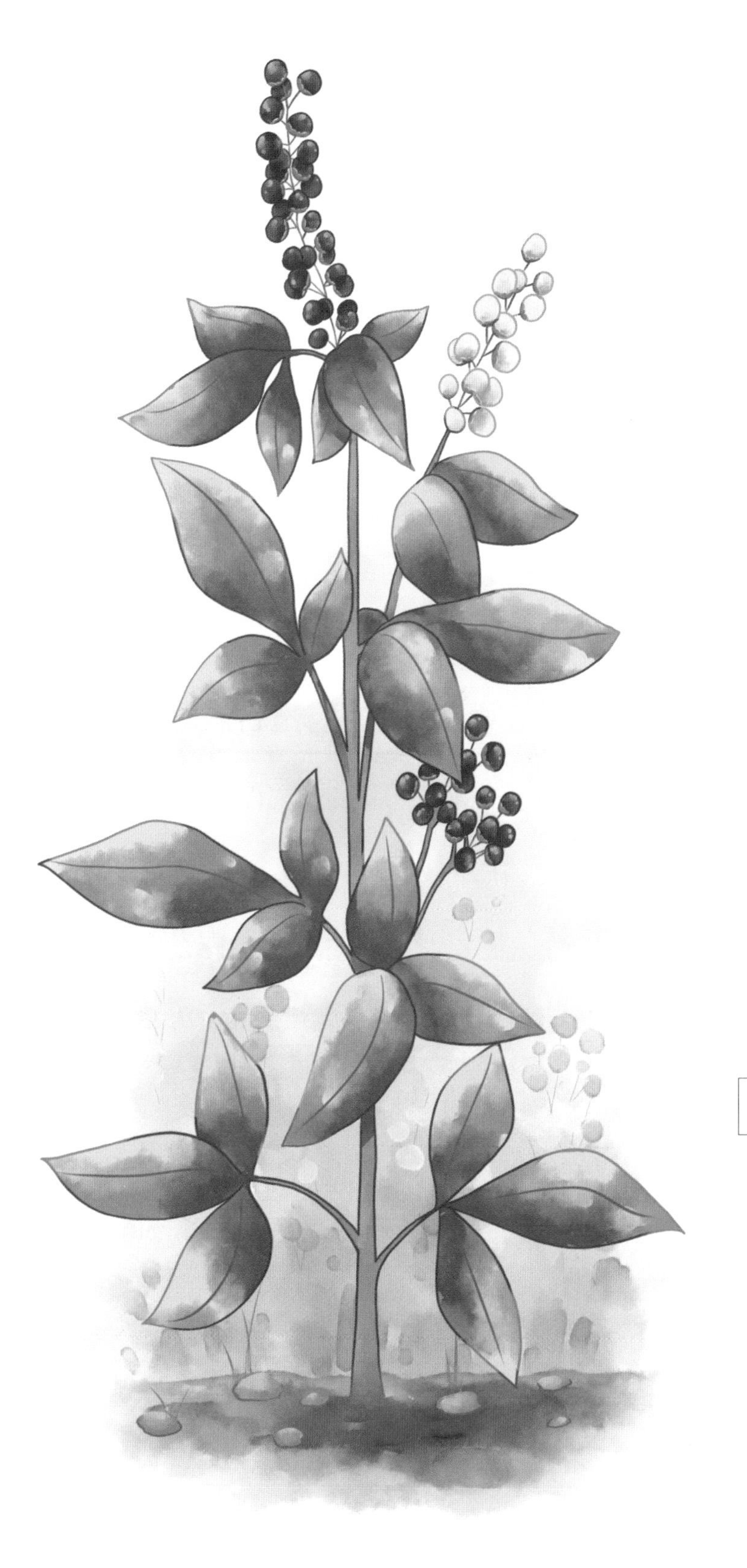

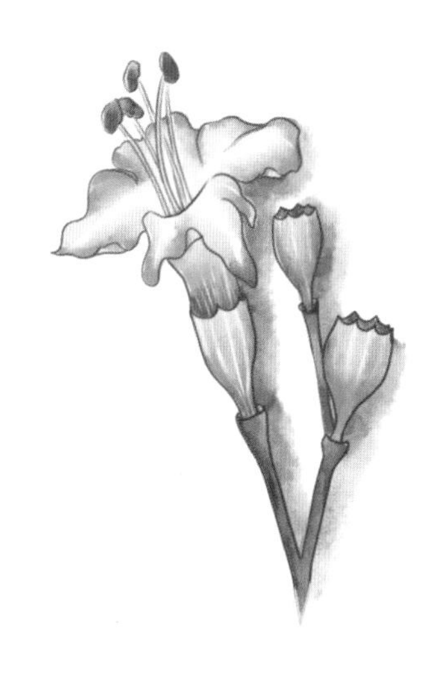

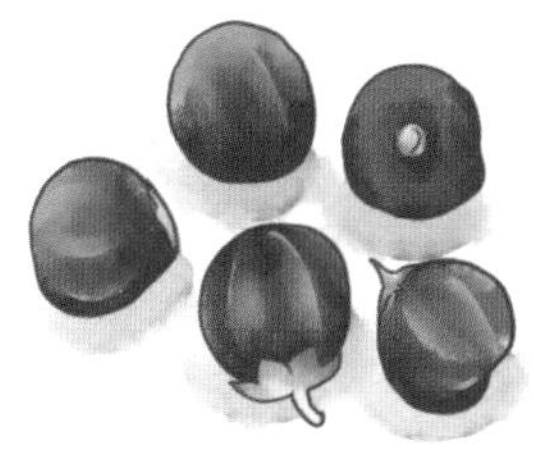

蔓荆子

[入药部位] 马鞭草科植物单叶蔓荆或蔓荆的干燥成熟果实

[功效] 疏风散热、清利头目

[现代药理] 有镇静、止痛、退热、抗菌、抗病毒等作用

辛儿点点头，飞快地把药喝完，只希望自己能快快恢复健康。

过了几天，辛儿的病好了，想起父亲说过的话，便不断央求父亲带她去看花，父亲点头答应。一路上，辛儿不断地问父亲到底去看什么花，是菊花、兰花，还是月季花，父亲说都不是。

两人走近河边的灌木丛，看到那里盛开着一朵朵淡紫色的花，散发着幽香，看起来格外美丽。辛儿很开心，但还是有一点小失望，毕竟不是她想看的牡丹、月季之类的花。

父亲看出辛儿的心思，于是指着眼前的这些花说：“这花叫作蔓荆花，你千万不要小看它，你的病就是它的种子治好的。”

辛儿点点头，摘了一朵蔓荆花拿在手中。

父亲继续说：“蔓荆花生命力顽强，但它不张扬，只是静静地生长。虽然它并不出名，但它却是自然界中一道独特的风景。”

辛儿听明白了父亲话里的含义，自那以后，辛儿变得非常懂事，就像蔓荆花一样活得坚强又美丽。

决明子：

治疗眼疾的良药

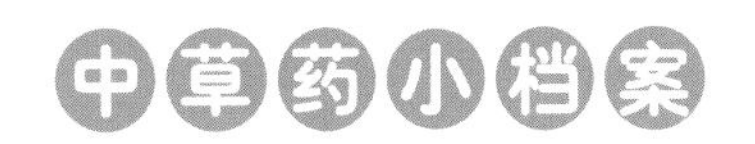

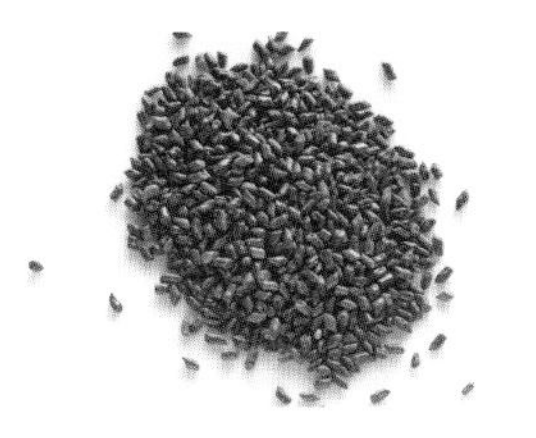

决明子的入药部位为豆科植物决明的干燥成熟种子，表面呈绿棕色或暗棕色，平滑有光泽，多为生用或炒用。它有清热明目、润肠通便的功效。现代药理研究认为，决明子有降血脂和抗动脉粥样硬化、降血压、抗菌、保肝、减肥、抑菌、改善记忆力等作用。

很多人喜欢用决明子泡水喝，因为它有很好的保健作用。一些商家用它加工成各种养生保健茶，深受人们的欢迎。

决明子是一种食物，可以跟其他食材煮成粥，煎煮成汤水饮用，需要注意的是，决明子不宜久煎。除内服外，决明子也可以外用，研末调敷。

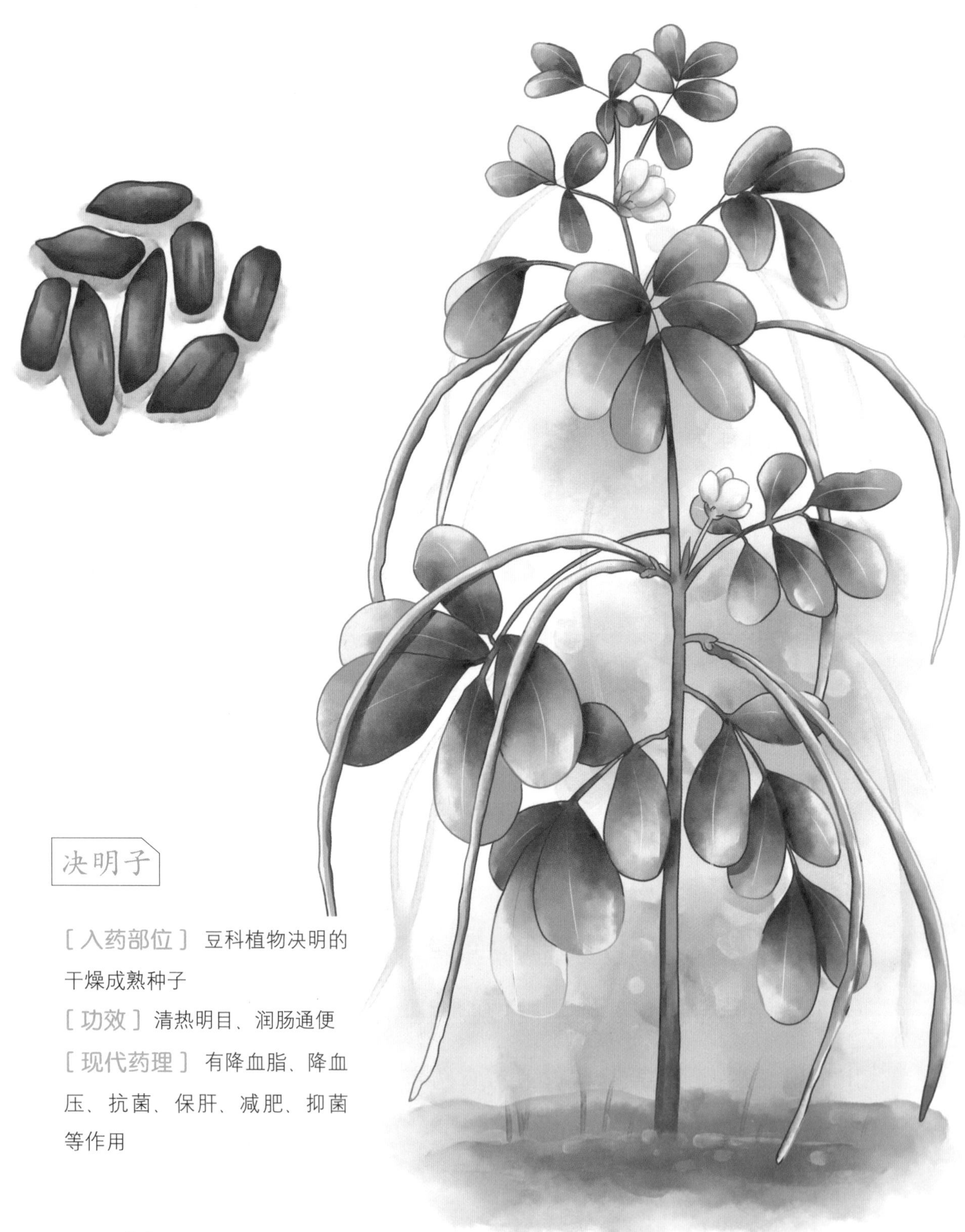

决明子

[入药部位] 豆科植物决明的干燥成熟种子

[功效] 清热明目、润肠通便

[现代药理] 有降血脂、降血压、抗菌、保肝、减肥、抑菌等作用

决明子是中医治疗疾病时的常用药品。它跟其他药材一起加工而成的胶囊剂、颗粒剂、茶剂、含漱液等，能起到很好的治病、防病作用。

决明又名草决明，是一年生亚灌木状草本植物，高 1 ～ 2 米，不认识它的人觉得它像杂草。关于决明子，有这样一个故事。

从前有位老秀才，买了一所宅子，想在此安度晚年。他生性淡泊，不喜爱种植花草，想把院子里的杂草都锄掉。

正当他要锄草时，宅子的前主人却加以阻止，他说这院子里的草还是留着吧，说不定以后会派上用场。老秀才听了摇摇头，看着院子里长得很高的杂草，实在弄不明白它会派上什么用场。

一天，老秀才起床后感觉眼睛肿痛，看不清东西，正要出门去找郎中。这时却来了一个商贩，商贩问老秀才能不能把他院子里的杂草卖给他。老秀才很奇怪，问商贩能出多少钱。

商贩让老秀才自己开价，可是该说多少钱呢？老秀才看着院子里的杂草，本想让商贩随便给点就行，但转念一想，既然有人上门开价买，想必这些杂草是有价值的。既然这样，何不把它们留下，说不定真能派上用场。于是，老秀才便让商贩走了。

接着老秀才去找郎中，想开点药。郎中说他的病是小问题，开了几服药让他泡水喝。

过了些时日，院子里的杂草渐渐长大，开出金黄色的花朵。老秀才看到它们长得密密麻麻，又想将它们锄去，可是他的身体又出现不适，眼睛刚有好转，又患上了便秘，看来只能等身体恢复了才有体力去锄掉它们。

老秀才又去找郎中，郎中依然说是小问题，又开了一些以前的药让他泡水喝。

过了两天，老秀才正躺着休息，这时传来一阵敲门声，他开门一看，又是那个商贩，说是来买他院子里的杂草的。商贩三番五次地纠缠，老秀才感到厌烦，于是没好气地回了一句“不卖”。

商贩说：“反正你也打算锄掉它们，不如卖给我，我可以用它们加工成治疗眼睛的药材。”

“那也不卖！”说完，老秀才生气地把商贩撵了出去。

转眼到了秋天，这些杂草结了很多灰绿色、菱形的花籽，老秀才走近会闻到一股清香。这时，他突然想起商贩说过的话，难道这杂草的确是一种良药吗？他把花籽收集起来一看，这不正是郎中给他开的药吗？

老秀才再一次跑去找郎中，让他确认一下自己收集的种子与郎中开的药是不是同一种东西。郎中一看，说："是的，只不过我给你的是经过炒制的。"

老秀才哭笑不得，原来自己三番五次找郎中开的药，自己的院子里就有。他这才明白，怪不得宅子的前主人让他留着院子里的杂草，说指不定会派上用场。

他问郎中："这草药怎么跟杂草一样，叫什么呢？"郎中笑道："它叫决明子，别小看它，是一种良药呢。"

既然自家有药材，就不需要再找郎中了。老秀才依照郎中的方法将决明子炒制煮水喝。一段时间后，老秀才的眼病有了明显改善，也很少出现便秘了。

后来，老秀才养成了泡决明子当茶喝的习惯，他的身体也因此无病无痛，眼睛明亮，告别了便秘，活到八十岁依然精力充沛。为此，他吟了一首诗自嘲道："愚翁八十目不瞑，日数蝇头夜点星。并非生得好眼力，只缘长年饮决明。"

五味子：

五味俱全的滋补良药

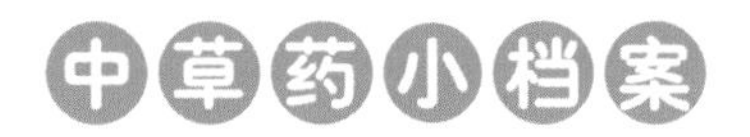

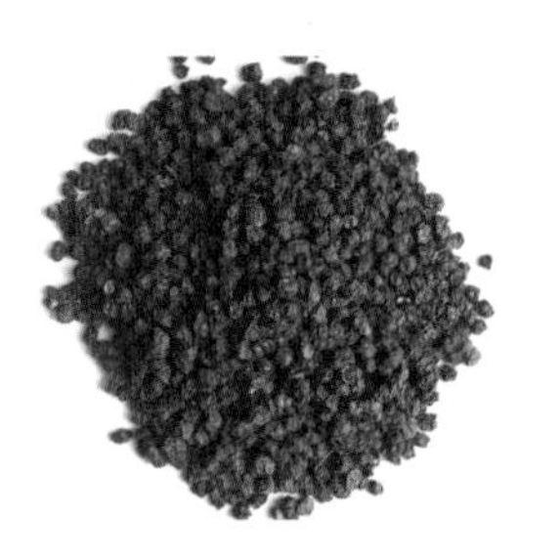

五味子的入药部位为木兰科植物五味子或华中五味子的干燥成熟果实。五味子味酸，多为生用，或照醋蒸法蒸至黑色，干燥后用，用时需捣碎。它有收敛固涩、益气生津、补肾宁心的功效。现代药理研究认为，五味子有镇咳、祛痰、提高免疫力、抗氧化、抗衰老、利胆保肝、抑菌、降血压等作用。

人有五脏：心、肝、脾、肺、肾。人的五脏从来不是独立的，而是相互关联的，一个器官受损，其他器官必然受影响。在中药里面，有一味药能滋补五脏，它就是五味子。

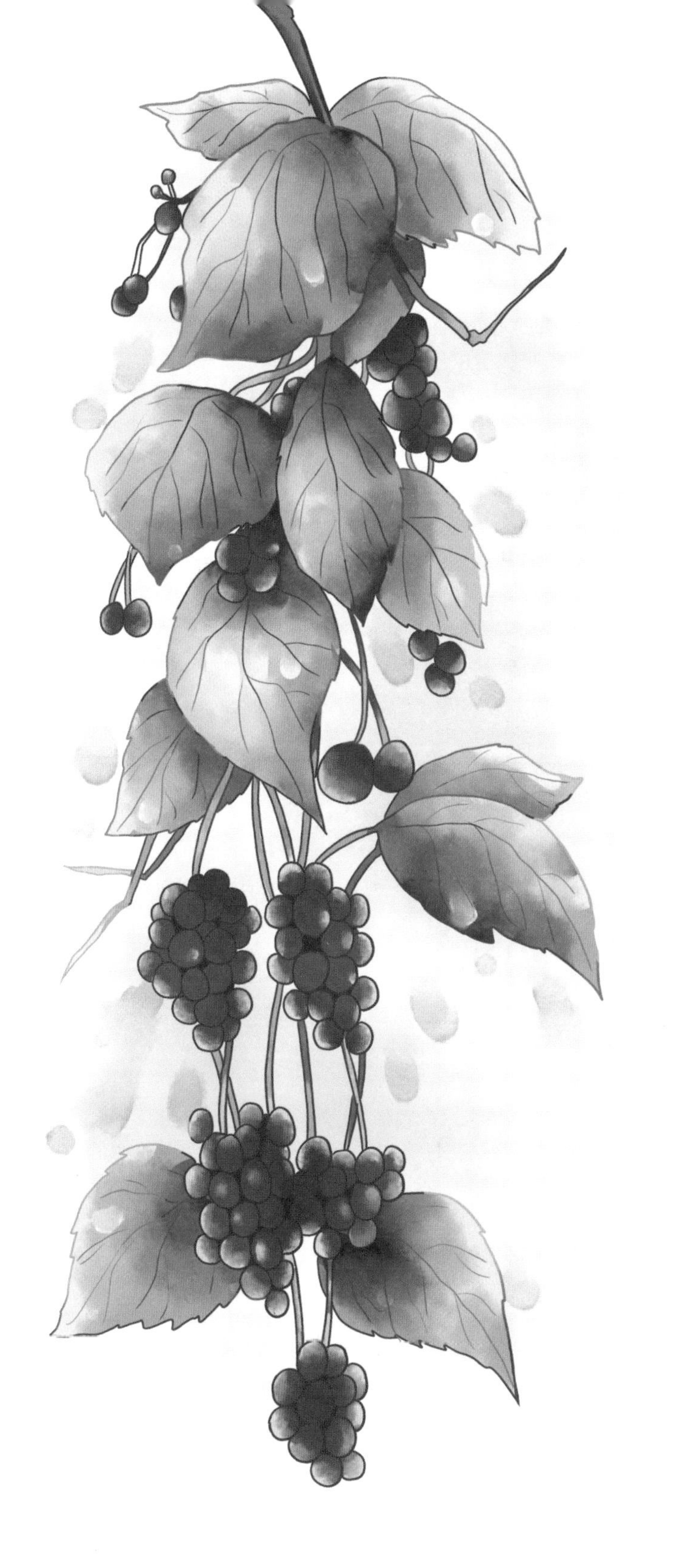

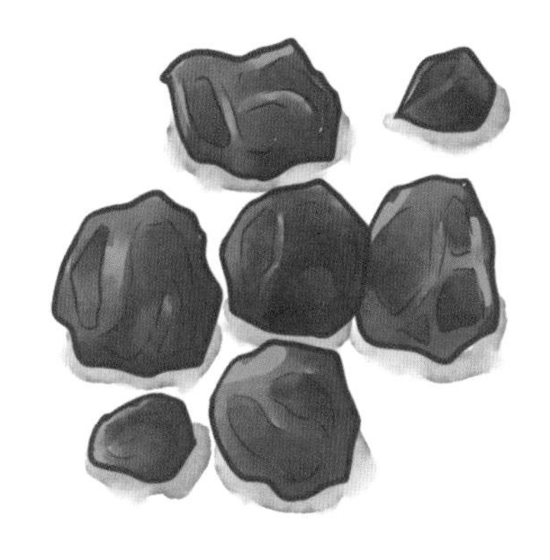

五味子

［入药部位］木兰科植物五味子或华中五味子的干燥成熟果实

［功效］收敛固涩、益气生津、补肾宁心

［现代药理］有镇咳、祛痰、提高免疫、抗氧化、抗衰老等作用

中医认为：酸、甘、苦、辛、咸分别与人的肝、脾、心、肺、肾相对应。五味子的皮肉甘、酸，核中辛、苦，皮、肉、核都有咸味，故此五味俱全，是保护五脏的天然法宝。

五味子经常出现在中医的药方中，用于治疗各种疾病。五味子也常用于食疗中，可以用它泡酒，或跟其他食材做成茶饮、汤膳，起到治病、防病的作用。

说到五味子，还流传着这样一个故事。

在某个朝代，有两个小吏关系很好，年纪大的叫老丁，年轻的叫小腾，同在县衙里做事。老丁白日把公务完成以后，业余时间都花在读书和强身健体上。而小腾则花天酒地，时间都用在了玩乐上。

一天，衙门里传出要裁撤役吏的消息，大家都有被斥退的可能，这让不少人开始担心，一时间人心惶惶、乱作一团。虽然在衙门里做事挣得不多，但收入稳定，大部分人都不想失去这份工作。

小腾的想法跟大多数人一样，实在不想失去这份工作，为这事他心绪不宁、茶饭不思。他问老丁，万一被斥退，以后怎么办？

老丁却不以为然，说了句“顺其自然”。

既然能说出这样的话，小腾猜想老丁肯定有靠山。他试探性地问：“你有靠山？”

老丁倒也不含糊，随口说道：“有啊。”

小腾还想问谁是他的靠山，可是老丁没给他机会，转身走了。

职场上的竞争都是很残酷的，想到此处，小腾的心越发乱了。恰好这时，他要去处理公事，由于心神不宁，出了差错，这让县令非常生气。小腾更加紧张，夜不能寐。

第二天起来，小腾出现了头晕头痛、咳嗽、眼睛红肿等症状，他以为自己是着凉加上熬夜造成的，休息几天就会没事。谁知病情越来越重，无奈，只好去找郎中看病。

郎中给他开了个方子，小腾吃了两天，病情却不见好转，加之上司每天对他疾言厉色，小腾更加焦虑。他肚子的右上方还微微疼痛，小便颜色发红，并伴有咳嗽。

小腾又一次找到郎中，说明自己的病情。郎中听了也是一头雾水，又要给小腾开药。小腾见郎中不理解自己，心情变得很坏，骂了郎中几句，随后气冲冲地转身离开。

老丁知道后就来安慰小腾，告诉小腾他得的是心病。

小腾愣了一下，没好气地问老丁是不是有什么妙方。

老丁笑着说：“谈不上什么妙方，但有一药，你可以试试。”

小腾见他说得这么肯定，就问他是什么药。

老丁说：“你买一点五味子泡水喝，用不了几天就能见效。”

尽管小腾心有抗拒，但还是按照老丁说的，到药铺买了一点五味子。果然不出三天，他所患的病症基本痊愈。如此一来，小腾更加奇怪，认识老丁多年，没想到他居然比郎中还厉害。

小腾对老丁表示感谢，老丁谦虚地说，其实这不算什么本事，他也是在书上看到的。

这让小腾不由感叹还是多读点书好。

老丁笑着告诉小腾读书是好，但最重要的是把时间花在刀刃上。这一辈子属于我们的时间并不多，精力也不多，如果把时间都花在无聊的交际上，那么这一生不仅会碌碌无为，而且还会伤害自己的身体。

小腾听了老丁的话既觉得有道理，又觉得惭愧，想到老丁年纪比自己大，依然坚持学习，注重锻炼身体，实在是难能可贵。

老丁又说："那天你问我有没有靠山，其实人活在这个世上，几个人能靠得住？最大的依靠就是自己。"

又过了一段时间，衙门裁撤的结果公布出来，老丁和小腾都没有被斥退。小腾依然留在原岗位上，而老丁被调到了更高的职位。

尽管职务有所变化，但两人依然保持着很好的关系。小腾觉得老丁不仅是同事，更是他的良师益友。

知识小链接

五味子 使用率最广的中药材之一，也是中医提倡普及的保健茶原料之一。分北五味子和南五味子。北五味子主产于辽宁、吉林，南五味子主产于西南及长江流域以南各省。北五味子偏于滋阴、补益心肾，南五味子偏于敛肺止咳。总体来说，两者功效区别不是很大。

柴胡：

退热的良药

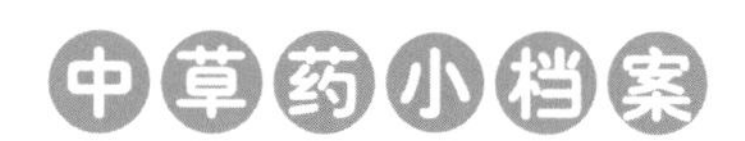

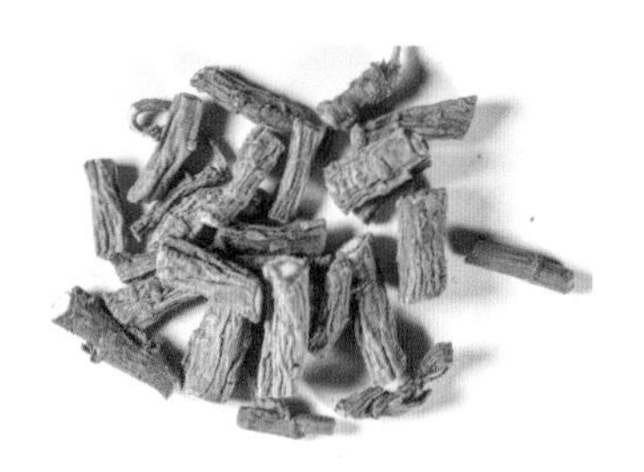

柴胡的入药部位为伞形科植物柴胡或狭叶柴胡的干燥根，外表皮呈黑褐色，切面呈黄白色，多生用或醋炙用。它有疏散退热、疏肝解郁、升举阳气的功效。现代药理研究认为，柴胡有镇静、解热、镇痛、镇咳及抗病毒等作用。

在中药方剂中，总能见到柴胡的身影，它具有疏肝解郁的功效。当我们在生活中遇到矛盾，各种压力聚在一起时，身体里的气就会不那么顺畅，很容易郁结，无法排解，这时候中医可能就会用柴胡。

柴胡

［入药部位］伞形科植物柴胡或狭叶柴胡的干燥根

［功效］疏散退热、疏肝解郁、升举阳气

［现代药理］有镇静、解热、镇痛、镇咳及抗病毒等作用

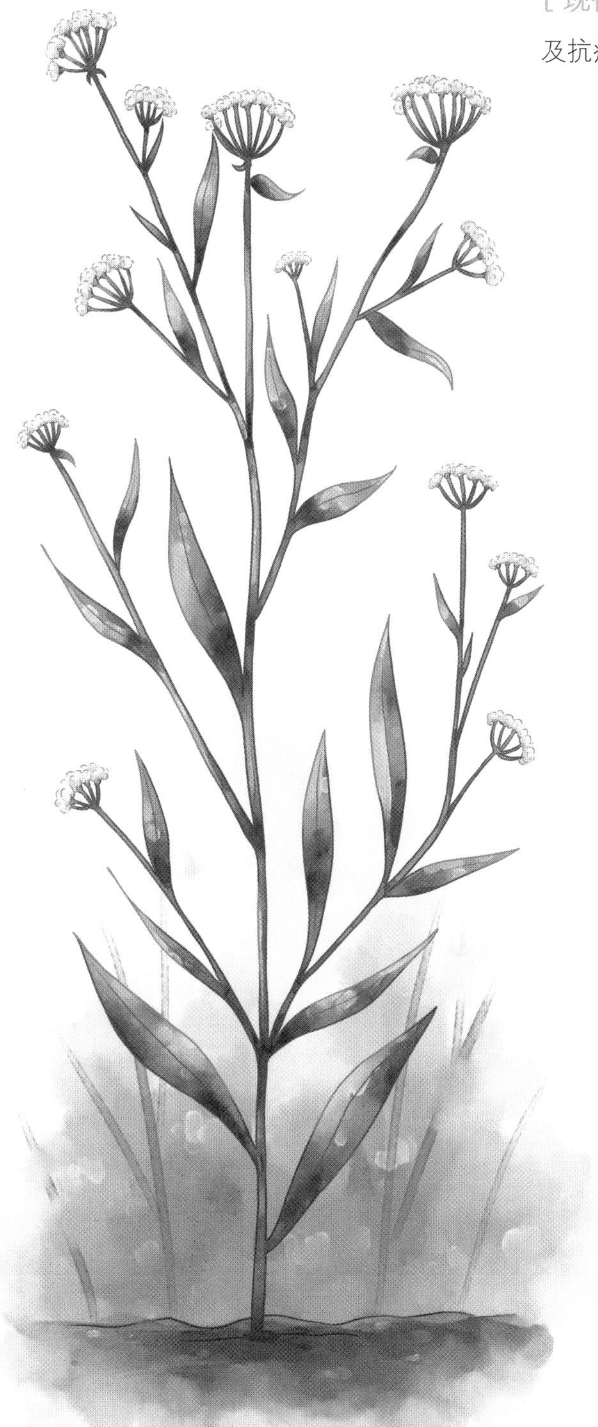

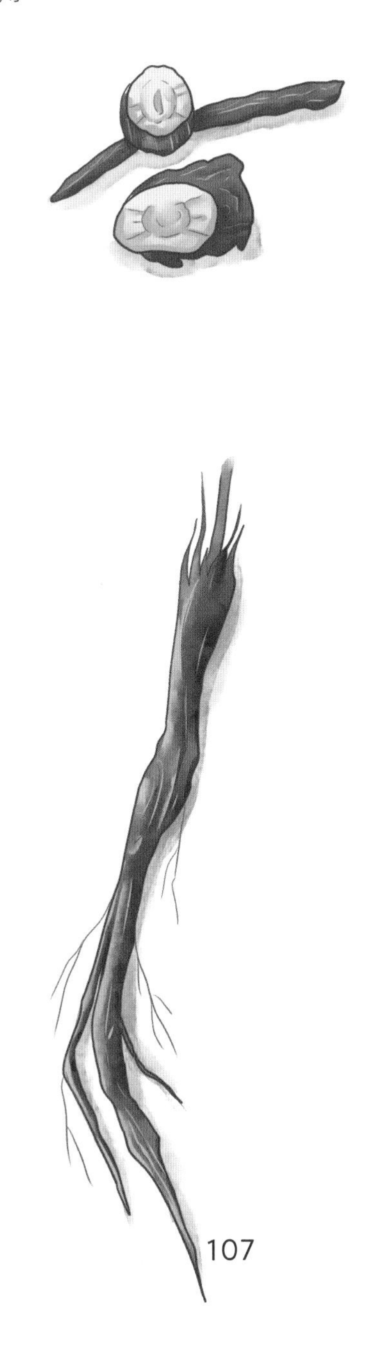

不仅如此，柴胡也常用来治疗感冒发热、头身疼痛。无论是风寒还是风热感冒，都可以使用。另外，柴胡常与人参、黄芪、升麻等同用，用来补气升阳，如我们熟悉的补中益气汤。

柴胡也被应用到食疗中，柴胡与其他食材做成粥膳、汤膳等，不仅美味可口，而且能起到很好的保健作用。

虽然柴胡应用广泛，但它不是药食同源的食物。因此，我们不能因为柴胡有良好的药效而随意使用，应该在中医指导下合理应用，以免造成身体的损伤。

古人很早就开始使用柴胡，柴胡据说是以两个人的姓氏命名的，关于柴胡，流传着这样一个故事。

古时候，在山东一带的农村，有一个叫柴鹏的人，家境颇为富裕，喜好交朋结友。突然有一天，他得了一种怪病，一会儿发热，一会儿发冷。

柴鹏赶紧找郎中医治，郎中认为他是感冒发热。可他吃了三五天的药，效果很不明显。有人怀疑是瘟疫，郎中想了又想，不好下定论。

既然郎中没有否认，那就有这种可能。当此消息被传出后，大家不免紧张，人人自危，都害怕柴鹏得的真是瘟疫。身边的人纷纷远离他，柴鹏原本不在乎，但让他没想到的是，平日里关系较好的朋友也是闭门谢客，一个个疏远了他。

柴鹏正在伤心，这时村长过来让他尽快搬离村子。因为以前村子里发生过疫情，死了很多人，而死去的那些患者跟柴鹏的病症非常相似。柴鹏还想辩解几句，可村长说不能因为他让整个村子的人有被感染的风险。

柴鹏更加生气，想去找郎中问自己得的究竟是不是瘟疫，结果郎中跟大家一样躲着他。柴鹏迫于无奈只好离开村子，躲在山中一座极其简陋的房子里。他心中郁闷，不由长叹：世态炎凉，对自己真心的又有几人？

身体疼痛，心情低落，再加上腹中饥饿，让柴鹏过得生不如死。正当他叫天天不应、叫地地不灵的时候，一个叫胡一平的人过来看他。

胡一平在药铺里做事，他与柴鹏是截然不同的两种性格。柴鹏喜欢结交朋友，而胡一平一向沉闷，除了柴鹏，他也没有几个朋友。虽然柴鹏落难，但胡一平还是很看重他们的友谊，特意带着吃的上山来探望他。

柴鹏非常感动，跟他聊了很久。胡一平走后，柴鹏一个人待在山中，晚风吹得他全身上下一片冰凉，他实在支撑不住，一头栽倒在地上。

这时，一位采药老人经过，看到了柴鹏，连忙把他扶到床上。柴鹏好心提醒老伯，说他得的是瘟疫，让老人离他远一点。

不料老人听后哈哈大笑起来，他说柴鹏这病并非瘟疫，而且他有药能治柴鹏的病。说完，他递给柴鹏一些草药，告诉他用这种草药的根煎水喝，不出几日就会痊愈。

柴鹏仿佛看到了希望，他按照老伯说的，用这些草药根煎水服用。几天过后，他身体乍热乍冷的症状明显缓解，真没想到这种草药的根居然有这种奇效。

过了几天，胡一平又来看柴鹏，看到柴鹏红润的脸色非常吃惊。柴鹏毫不隐瞒，一五一十说了缘由。胡一平略通医术，推断这种草根必是一种还没有被大家认识的中药，于是他把这种植物带回给郎中一瞧究竟。郎中仔细观察后，也认为这种植物的根确实是一味药。

柴鹏吃了这种草药，经过一段时间调养，发现身体好了许多。郎中检查了他的身体，认为他的病已经康复，并主动对外说所谓的瘟疫不过是一场误会。

柴鹏搬回了村子，他把这种草根能治病的事告诉了村里人。村民都大为惊奇，以后遇到忽冷忽热的病症，都用它来煎汤喝。

后来，柴鹏和胡一平成了生死之交。那种治好柴鹏所患疾病的植物，也被广作药材使用。由于它还没有名字，百姓为纪念这两位患难见真情的好友，就将两个人的姓氏合在一起，称这种植物为“柴胡”。

知识小链接

柴胡 历代医家最常用的中药之一。清代温病学家陈平伯，代表作有《外感温病篇》，尤其喜欢用柴胡治病，他把《伤寒论》中的“小柴胡汤”发展到了2000余方，每方都有柴胡，他也因此被人称为“陈柴胡”。

昆布：

长在海中，能治病的食材

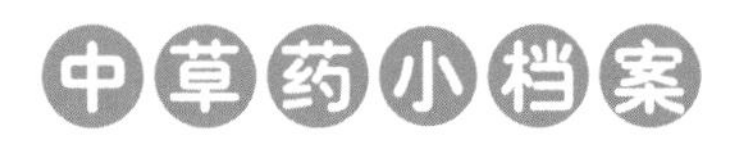

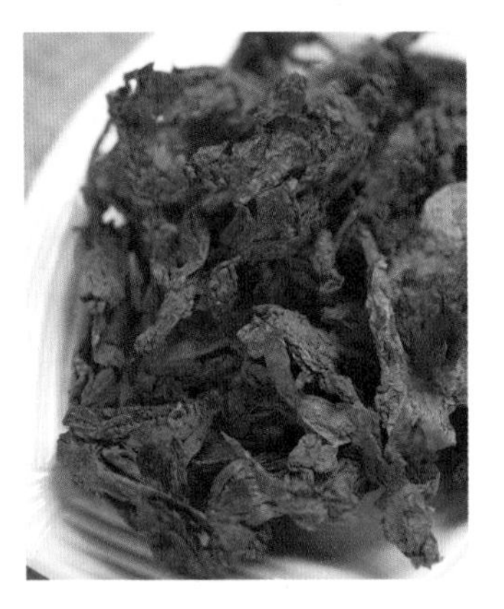

昆布的入药部位为海带科植物翅藻科值物昆布的干燥叶状体。它有消痰、软坚散结、利水消肿的功效。现代药理研究认为，昆布含有丰富的碘，可纠正因缺碘引起的甲状腺功能不足，还有降血压、降血糖、镇咳、抗辐射等作用。

很多人可能不知道“昆布”这个名字，但提起海带大家都知道。那么，昆布是不是海带呢？按现代生物学分类，海带与昆布不是同一种东西；但按照药典中的说法，昆布为海带科植物海带

昆布

[入药部位] 海带科植物海带或翅藻科植物昆布的干燥叶状体

[功效] 消痰、软坚散结，利水消肿

[现代药理] 有纠正因缺碘引起的甲状腺功能不足、降血压、降血糖等作用

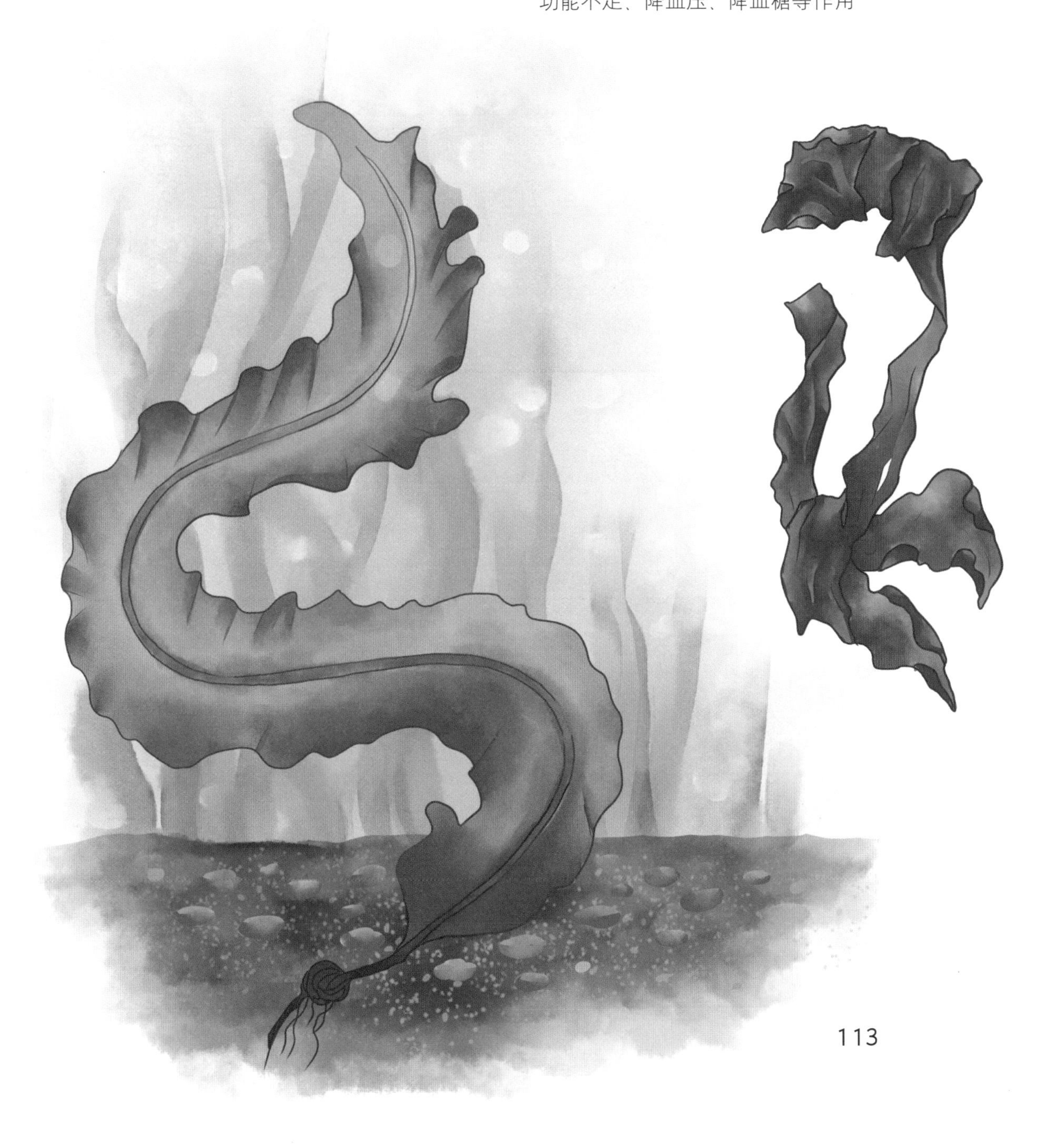

或翅藻科植物昆布的干燥叶状体，可见昆布包含海带。

昆布中含多糖、氨基酸、挥发油及碘等微量元素，食用价值很高。在我们的日常生活中，昆布有凉拌、爆炒、煮粥等多种食用方法。

昆布也是一种重要的中药材，内含丰富的碘，是预防和治疗单纯性甲状腺肿大的良药。单纯性甲状腺肿大，也就是俗称的大脖子病，是一种很常见的疾病。关于防治“大脖子病”，有这样一个故事。

缪希雍是明代有名的医学家，爱好旅游，喜欢广交朋友。他对中医药非常痴迷，每游历一处，就注意收集药方，与当地有名的郎中探讨医理。由于经常跟志同道合的朋友交流，他的医术也在不断提高。

有一次，他跟一位郎中在闲谈时，了解到一个故事。

在古代，治疗大脖子病的方法并不多。对于脖子上的疾病，有专门的字来形容，叫“瘿”（yīng），瘿瘤相当于现在的单纯性甲状腺肿大。这种疾病是由于缺碘、致甲状腺肿物质或遗传因素引发的甲状腺肿大。

那时没有碘盐，也没有先进的医疗手段。如果患者长了瘿瘤，不仅十分难看，而且可能压迫食管造成吞咽困难，或压到气管出现咳嗽、气促等症状。

几年前，这位郎中脖子上长了一个瘿瘤，用了很多药都没治好。他不敢再为患者看病了，因为担心患者会觉得：你自己的病都治不好，如何给别人治呢?

郎中思来想去，趁自己还能动，干脆关门云游去了。他跟缪希雍一样，一边游玩，一边寻找治这种病的良药。

一年秋季，他来到了福建的霞浦地区。这里风景宜人，他走累了，于是就借宿在一户村民家里。

这家主人待客很热情，但是经济条件不是很宽裕。为了款待远方来的客人，女主人拿出一种卷曲折叠成团状、呈黑褐色、表面附有白霜的食材。

郎中猜出这是一种菜，问是什么菜，女主人说是海带。郎中是西北地区的人，没有吃过海带，对这种菜非常好奇。只见主人家将这种菜先浸泡半个时辰，洗干净后切段，在开水中过了一下，再加点佐料，就端上饭桌，当作凉菜吃。

郎中闻着这道菜有一股淡淡的腥味，吃了一口就不想吃了。但是见主人家非常热情，郎中实在不好驳了主人家的面子，只好硬着头皮吃了些。他吃着吃着，感觉这菜味道非常独特，忍不住又吃了些。主人家看客人这么爱吃，自然非常高兴。

第二天、第三天餐餐有海带，女主人变着花样做，郎中越吃越爱吃。他不知不觉在这里住了一个多月，发现自己脖子上的瘿瘤明显变小，不咳嗽了，吃饭也顺畅了。

原来自己苦苦寻觅很久的良药，竟然就是海带！他觉得不可思议，但又不得不信。他思考了半天，决定揭开这个谜。

他查阅了很多医书，寻找海带治病的相关资料，结果发现海带和昆布非常相似。而关于昆布可以治病的记载有很多，如《广济方》中就记载昆布丸能治疗瘿瘤。

这件事引起了缪希雍极大的兴趣，他对昆布的了解也不多。之后缪希雍游历到福建、浙江、辽宁等地，对昆布做了很多研究，证实了昆布的药效。于是他在自己的著作《神农本草经疏》中写道：昆布，咸能软坚，具性润下；寒能除热散结，故主十二种水肿、瘿瘤聚结气、瘘疮。

《神农本草经疏》对后世影响很大，相比于以前的著作，这本书对药物学的研究深度和广度有巨大的进步；而昆布的治病作用也越来越受到中医的重视。

知识小链接

缪希雍　明末著名中医临床学家、中药学家，生平好游，寻师访友，旨在搜集方药，切磋学问，探讨医理。著有《神农本草经疏》《先醒斋医学广笔记》等多部医学典籍。

花椒：

杀虫止痒的调味料

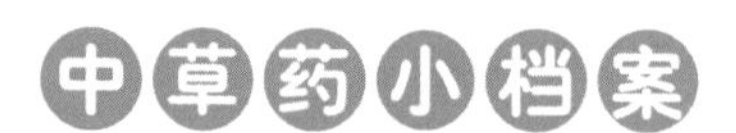

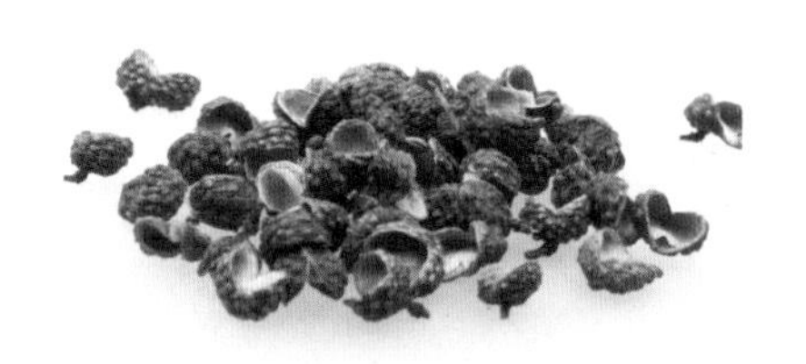

花椒的入药部位为芸香科植物花椒的干燥成熟果皮，气芳香，味麻辣，生用或炒用。它有温中止痛、杀虫止痒的功效。现代药理研究认为，花椒有抗胃溃疡形成、镇痛、抗炎等作用。

花椒是一种红色或红棕色的小颗粒。它是厨房中必备的调味料，我们在炖肉、吃火锅、爆炒时，都可以适当放一点花椒，吃起来又麻又辣。

花椒还是一种重要的中药材，对人体大有益处。用花椒泡水喝，可以预防感冒，缓解牙痛。另外，花椒可以促进肠胃蠕动，

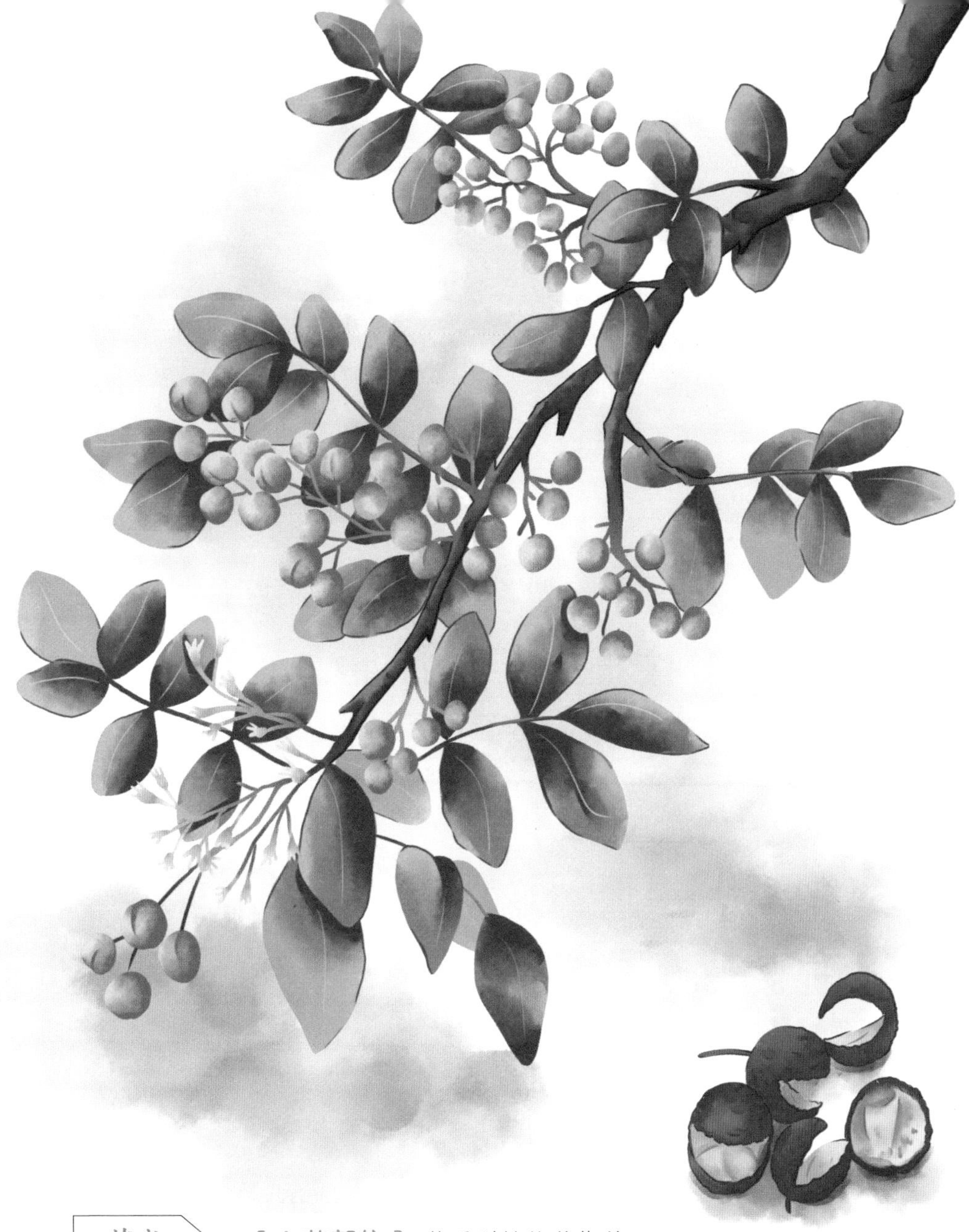

花椒

［入药部位］芸香科植物花椒的干燥成熟果皮

［功效］温中止痛、杀虫止痒

［现代药理］有抗胃溃疡形成、镇痛、抗炎等作用

有利于食物消化。对女性朋友来说，花椒还可以治痛经等病症。

我们的先辈很早就开始使用花椒，《神农本草经》中就有相关的记载。关于花椒的使用，相传有这样一个故事。

有一年，神农路过现在的四川广元地区，腹中饥饿，于是向路人打听哪儿有美食。路人被他问蒙了，因为这一带的美食太多了，不知道他想吃哪一种。神农也不知道吃什么，就说想吃有代表性的。路人听后指了指不远处的小店，说那家很有特色。

神农很高兴，就带着随从走进去。神农注意到这个小店是一对小夫妻开的，他们厨艺精湛，待人也十分和善。

小夫妻一个叫花秀，一个叫椒儿。他们认得神农，立即热情地过来招呼他，问他想吃点什么。神农看食客都在吃串串，于是说来点串串吧。不一会儿，小夫妻将串串端了上来，那味道出奇地香，惹得神农还未开吃，口水就先流了下来。此时，神农已顾不上形象，拿起一串就开始吃起来，这口味还真奇特，又麻又辣，吃起来太过瘾了。神农一连吃了几串，他知道不能再吃下了，可是他的手像不受控制似的又拿起了一串。

这一吃一发不可收拾，神农不知吃了多少串，还想继续吃，但感觉嘴巴快要肿起来了。神农生活在北方，很少吃这种辛辣刺激性的食物。他问小夫妻在食物里放了什么调味料，让串串又麻又辣。

小夫妻如实回答，说是从山中的“宝树”上采回的香料，将它晒干，再磨成粉撒在食物中。神农很好奇，连忙问道：“为什么你们喜欢用这种香料调味？”小夫妻告诉他，调味只是一方面，另一方面是因为这里湿气重，而这种调味料味辛、性热，可以发汗，能祛湿，因此这里的人做菜都喜欢用它。

神农苦笑，这种调味料还真是味辛、性热，他吃得嘴巴都快肿了。不过，小夫妻说得很有道理。神农本想再琢磨琢磨，无奈全身发热，嘴巴难受，只好找小夫妻买了一些香料带回去慢慢研究。

他回家以后，经研究发现，这种植物不仅能调味，而且确如小夫妻所说能治病、防病，是一种良药。于是，神农便将这种植物记录在《神农本草经》中，并将夫妻二人名字的第一个字组合起来，称其为“花椒”。

知识小链接

《神农本草经》 中医四大经典著作之一，是已知最早的中药学著作。全书分三卷，记载了365种中草药，以三品分类法，分上、中、下三品。《神农本草经》托名“神农”所作，实际上成书于汉代，是秦汉时期众多医学家搜集、总结、整理当时药物学经验成果的专著，是对中国中医药的第一次系统总结。其中包含许多具有科学价值的内容，被历代医家所珍视。